名郷直樹
Nago Naoki

筑摩選書

「健康第一」は間違っている

「健康第一」は間違っている　目次

「健康第一」は間違っている

はじめに

「甘いものの食べ過ぎです」

「お酒の飲み過ぎです」

あなたは医者にこのように言われた時に、言い返すことができるだろうか。

言い返す必要を感じない人も多いだろう。この医者は自分のことを思ってこんなふうに言ってくれているのだから、言い返すどころか感謝しないといけないと思う人も多いかもしれない。


たとえばこんな患者を思い出す。

「先生のおかげで甘いものを我慢することができるようになって、大変感謝しています」

この患者さんは、「甘いものを我慢する↓体重が減る↓健康になる↓毎日元気に暮らせる↓長生きできる」と考えている。

実際、甘いものを我慢できるように支援するのが医療の役割である。そこにあまり議論の余地はないように思われる。しかし、ちょっと待ってくれ、というのが本書の入口である。

ここには様々な問題がある。それらの問題全体を取り上げて検討するのが本書の目的であるが、とりあえず今の時点では、甘いものを我慢するという気持ちが「正当」なものであるかどうか、疑ってみたいのである。

次に逆の状況を考えてみよう。ある糖尿病の患者である。

「先生、すいません。また飲んじゃいました」

ここには「酒を飲む→糖尿病が悪化する→いろいろな合併症がおこる→日々の生活に支障が生じる→早死にする」という背景がある。酒を飲みたいという願いは間違ったものであり、酒を我慢したいという正当な願いへ誘導し、その実現を支援するのが医療の役割であると。

これもまた、当然のことのように思われる。しかし、ここでもちょっと待ってほしい。糖尿病の患者にとって酒を飲みたいという願いは、本当に「正当でない」ものなのだろうか。そこを疑ってみたいのである。

それでは次のような患者はどうだろうか。長く糖尿病を患ったすえに亡くなった夫を看取った妻がこういうのを聞いたことがある。

「最期までご飯を腹いっぱい食べさせてやれなかったのが心残りです」

ずっとうまいものを食べることを我慢して、我慢しているうちに何も食べられなくなり、とうとううまいものを腹いっぱい食べずに死んでしまった夫に対する悔悟がそう言わせたのだろう。

案外こういうケースは多い。腹いっぱい食べさせたいと思っても、死んでしまえばそれはもうかなわない。天国で腹いっぱい食べてねというしかない。

先の二つの例に照らして言えば、この患者は、満腹になるまで食べることを我慢する、という「正当」な願いを死ぬまで達成し、満腹するまで食べたいという「不当」な願いを死ぬまで抑制できたということである。

しかし妻は言うのである。我慢させたのが「不当」で、食べさせるのが「正当」であったのではないかと。

多くの医者は、健康につながる欲望に寛容で、健康を害するような欲望に厳しい。これまでの医療はそれでよかったのかもしれない。しかし現代の医療は、それでは決して通用しないところに来ている。我々が生きている世界はもうそんな単純な世界ではない。

では、それはどんな世界なのか。

今ある現実を正確にとらえるところから始めよう。

ここが本書のスタートである。

第一部

長寿国日本の現実

第一章
世界一の長寿国の現実

この本で描こうとしていることに多くの人は同意できないかもしれない。しかし、同意できなくても少し我慢して読んでいただきたい。ここに示すのは、現実のひとつの側面である。その現実を把握することこそが、新たな希望を見出す道のひとつであることを、私見として提示したい。結論を先取りして、最も端的に書けば、次の通りである。

「長生きを目指すのは間違っている」
「健康第一は間違っている」

本章は、「長生きを目指すのと、今死んでもかまわないというのは等価である」という仮定から始める。世の中は、長生きを目指すことに価値を置く言説で満ち溢れている。しかし、本当にそうなのか。等価であるという仮定に立って、「長生きを目指すことこそ悪である」、「今死んでもかまわないということこそ善である」という方向に一度振り切れてみたい。

問題はその振り切れ方である。単なる妄想でなく、今まさに現実に起こっていることを明らかにすることで、長生きが悪であることを実証する。実証的に振り切れるというやり方をできるだけ重視したい。

納得してもらえるかどうかはわからない。しかし、今後の世の中のありようを考えたときに、長生きや健康をやみくもに善であると見なすことは、もはや現実的ではない。では、一体なにが現実なのか。その現実をできるだけわかりやすい形で示し、そこからまず長寿の悪の側面を取り出してみる。そして、長寿の悪の面を善の面と対峙させながら、より現実的な長寿と健康とは何かを考え、そして幸福を目指そうというのが本書の目的である。

ただし、この「現実」というのがかなり厄介である。世の中や個人が長生きを望むということも、ひとつの現実であることには間違いない。逆に、「長生きや健康を善とすることができない現実なんてどこにあるのだ。あなたこそ現実を見ていないのではないか」という批判もあるだろう。それはもっともである。

しかし私には、誰もが長生きや健康を望む世の中というのが、どうも現実ではないように思われるのである。むしろそれは夢まぼろしの類で、長生きは幸せをもたらさない、健康は幸せをも

図1-1　二つの曲線

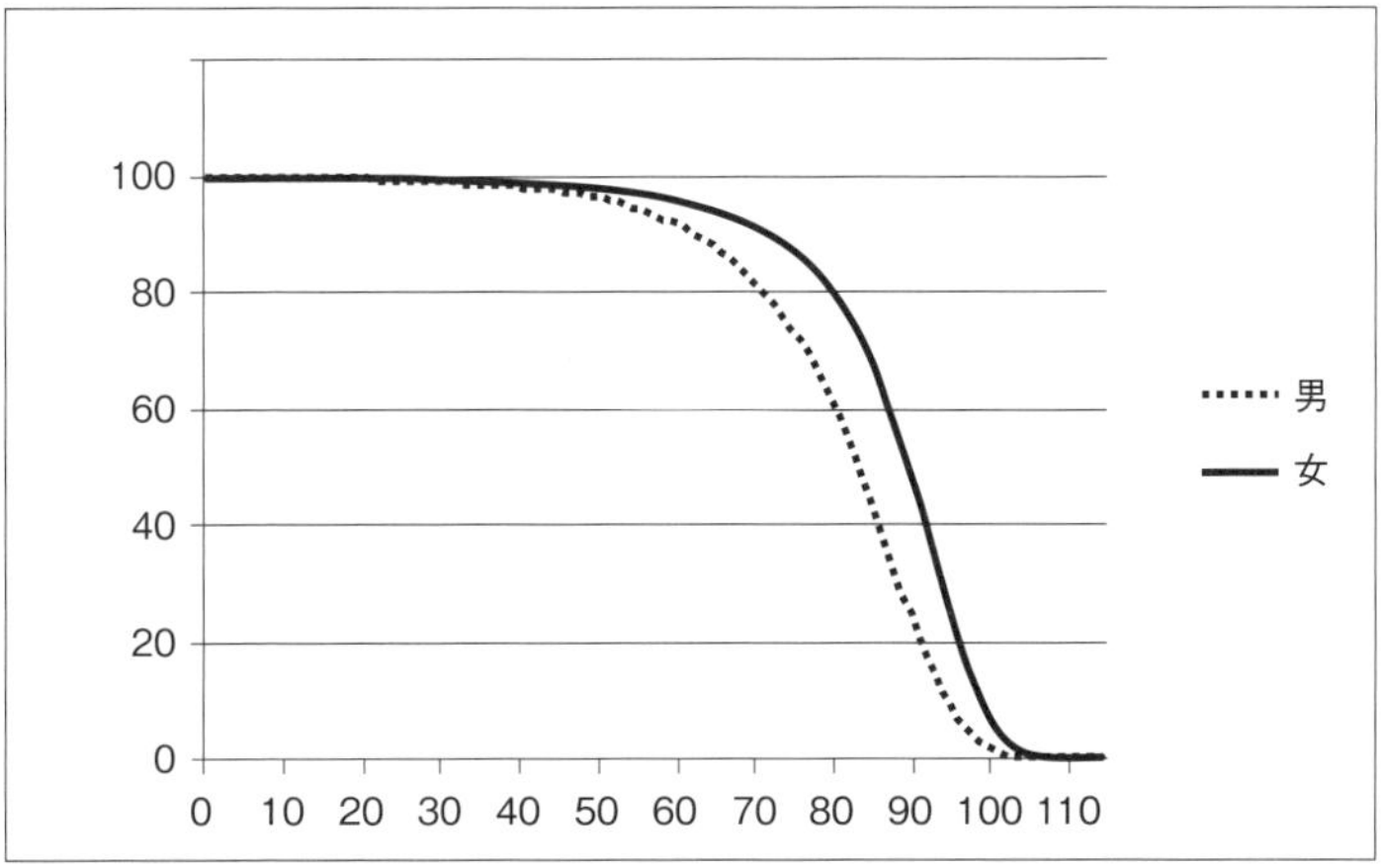

出典：厚生労働省簡易生命表平成22（2010）年度より作成

たらさない、それが現実なのではないか、という気がするのである。それでは身も蓋もない、夢も希望もないではないかと言われるかもしれない。ところが、これもまた、そうとは言いきれない。長生きを目指さない世の中にこそ大きな希望があるし、健康を目指さない人にこそ夢がある。そういう一面もあると思うのだ。

二つの曲線から

最初に二つの曲線をお見せしたい（図1－1）。

一〇〇から始まり、しばらくは平らなまま何も起きないが、向かって右に進むにつれて、徐々に「何か」が起こり始める。さらに右へ行くと、急激に「何か」が起こり始める。そして、ゼロに近づくにつれて、また平らに戻って、あまり何も起きないようになっていく。点線のほうがやや早く「何か」が起こり始める。

図1-2　曲線の年代別の推移

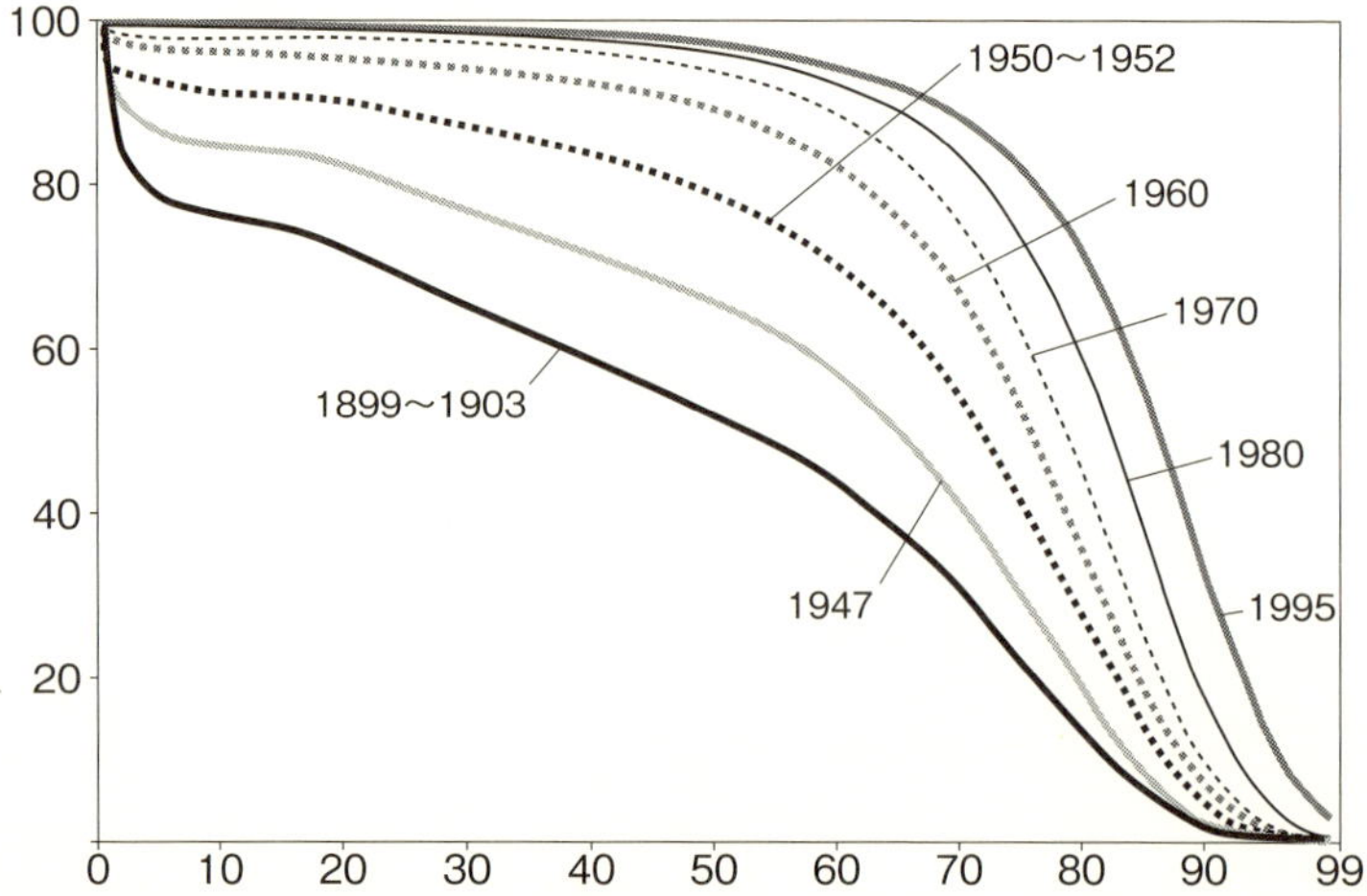

出典：厚生労働省「健康日本21」資料より作成

それではもう少し情報を追加して、考えてみよう（図1－2）。一九〇〇年前後では、その「何か」は最初から急に起こり始める。急にその何かが起こった後、やがてその何かが徐々にしか起こらなくなる。その後徐々にその何かはやや傾きを増しながらゼロに近づいていく。そのカーブは時代を経るに従って、最初の急激な傾きが消失し、ほとんど平坦な時期を経て、急激に起こるという先ほどのグラフへ移行する。

すでに多くの読者にはおわかりだろう。いずれも生存曲線と呼ばれるものである。生存曲線とは、同種の生物が時間の経過とともにどれだけ生き残っているのかを、グラフで表したものだ。図1－1は、二〇一〇（平成二二）年度の日本人の男女別生存曲線である。縦軸は生存率、横軸は年齢である。点線が男性、実線が女性である。日本人は男女とも七〇歳を過ぎると急激に死んでいく。この急激な傾きこそ、最初に読者の皆さんに確認してもらいたいことである。

二つ目も生存曲線で、こちらは日本人女性のものを年代別にプロットしたものである。一九〇〇年前後は、二〇パーセントが生まれて間もなく死んでいたが、一九五〇年ごろには乳幼児期の死亡がほとんどなくなる。その後一九七〇～八〇年代には、五〇歳を過ぎるまでほとんど死ななくなり、五〇歳から七〇歳にかけて徐々に死ぬ人が増え、七〇歳を超えると急激に死亡が増えるという、現在とほぼ変わらないパターンとなっている。そして、ここ二、三〇年は急激な死亡増加の時期がわずかずつ右へ移動しつつあることがわかる。

日本は現在世界一の長寿国である。細かいことを言えば、二〇一一（平成二三）年には震災の影響もあり世界二位になったが、翌二〇一二（平成二四）年には再び首位へと返り咲いている。日本は世界最高レベルの長寿を達成した国なのである。生存曲線の急激な傾きとともに、日本は世界一を争う長寿国であるということを、まず確認しておきたい。

生存曲線をさらにもう少し細かく見てみると、七〇歳過ぎからの急激な死亡の増加は、より高齢のほうへ移行しているだけではなく、その傾きがより急峻になっている。一〇〇歳になるとほとんどの人が死んでいるという点に変化はないので、当然、より短期間にたくさんの人が死に、傾きはより急になる。日本人は長生きになった結果、高齢者は周りの同年代の人がより急激に死んでいくという現実を体験していることになる。生き残った人は、その現実をどう受け止めているのだろうか。自分はさらに生き残りたいと思うのか、あるいは多くの同年代の人たちと一緒に死にたいと思うのか。当事者であれば、おそらくどちらの感情もあるだろう。

そして医療は、どちらかといえば前者の、さらに生き残りたい方向へ支援を行うのが主流なのだろう。

この生存曲線は、今後もたびたび参照することになる。多くの場合、この一〇年で何十パーセントの人が亡くなる、というようなことをこの生存曲線から読み取っていく。

しかし正確に言えば、何歳を超えるころから一〇年ごとに何パーセントの人が亡くなっていくかは、この生存曲線からはわからない。ここに示される生存率は、それぞれ違う世代の生存率をプロットしたものだからだ。しかし、最近の曲線が近接しており、その違いがかなり小さいことを考えると、この曲線上から死亡する割合を概算することに大きな問題はないだろう（ただ、実際の計測値ではなく推定値であることをあらかじめお断りしておく）。

健康寿命

日本人は世界でトップの長寿を実現した。それなら健康寿命はどうか。健康寿命とは、日常的に介護を受けずに自立した生活ができる期間のことである。世界一の寿命を達成したといっても、長くなった分が寝たきりであったり、介護が必要であったりするのであれば、長生きは達成されても健康は達成されていないということになる。
厚生労働省の研究報告を参照すると、健康寿命もわずかではあるが長くなる傾向にある（図1―3）。少なくとも短くなっているわけではない。健康も達成されつつあるのだ。そうであれば、新聞の一面で「今年も健康寿命延びる！」という情報が取り上げられてもよさそうだが、実際にそのような記事は見たことがない。なぜなのだろうか。

「健康寿命が延びるなどと言って、国民が健康に気をつけなくなったら困る」

確かにそういう面があるだろう。では「困る」のはいったい誰か。

「健康でなくなる国民が困るのである」

そういうことか。これもまたそうかもしれない。

この数字をもう少しよく見てみると、必ずしも健康寿命だけが延びているとは言えない面もあることがわかる。健康の伸びに対して、「日常生活に制限のある期間」（平均寿命から健康寿命を引いた数字）も延びていることがわかる。男性では二〇〇一（平成一三）年から二〇一〇（平成二

図1－3　平均寿命と健康寿命の推移

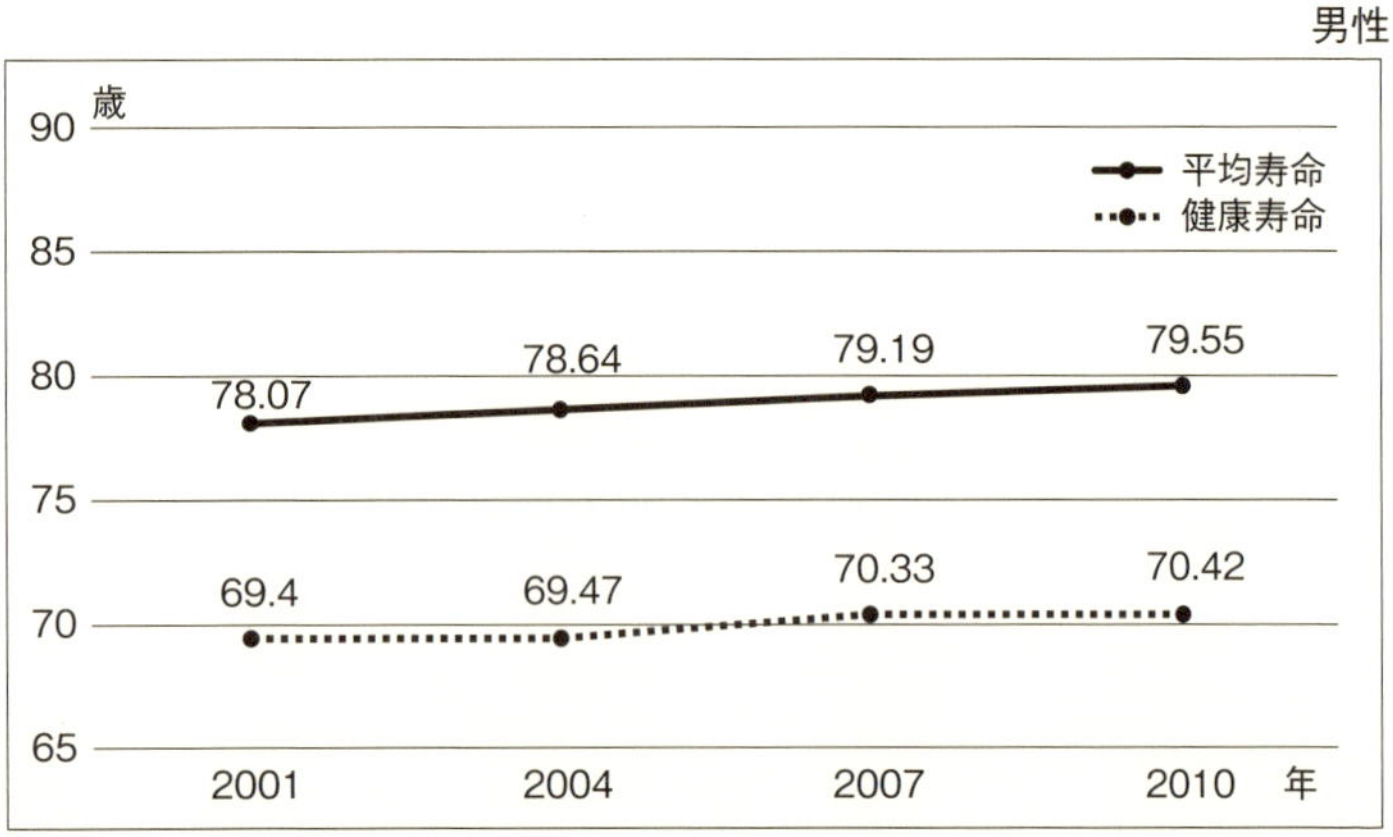

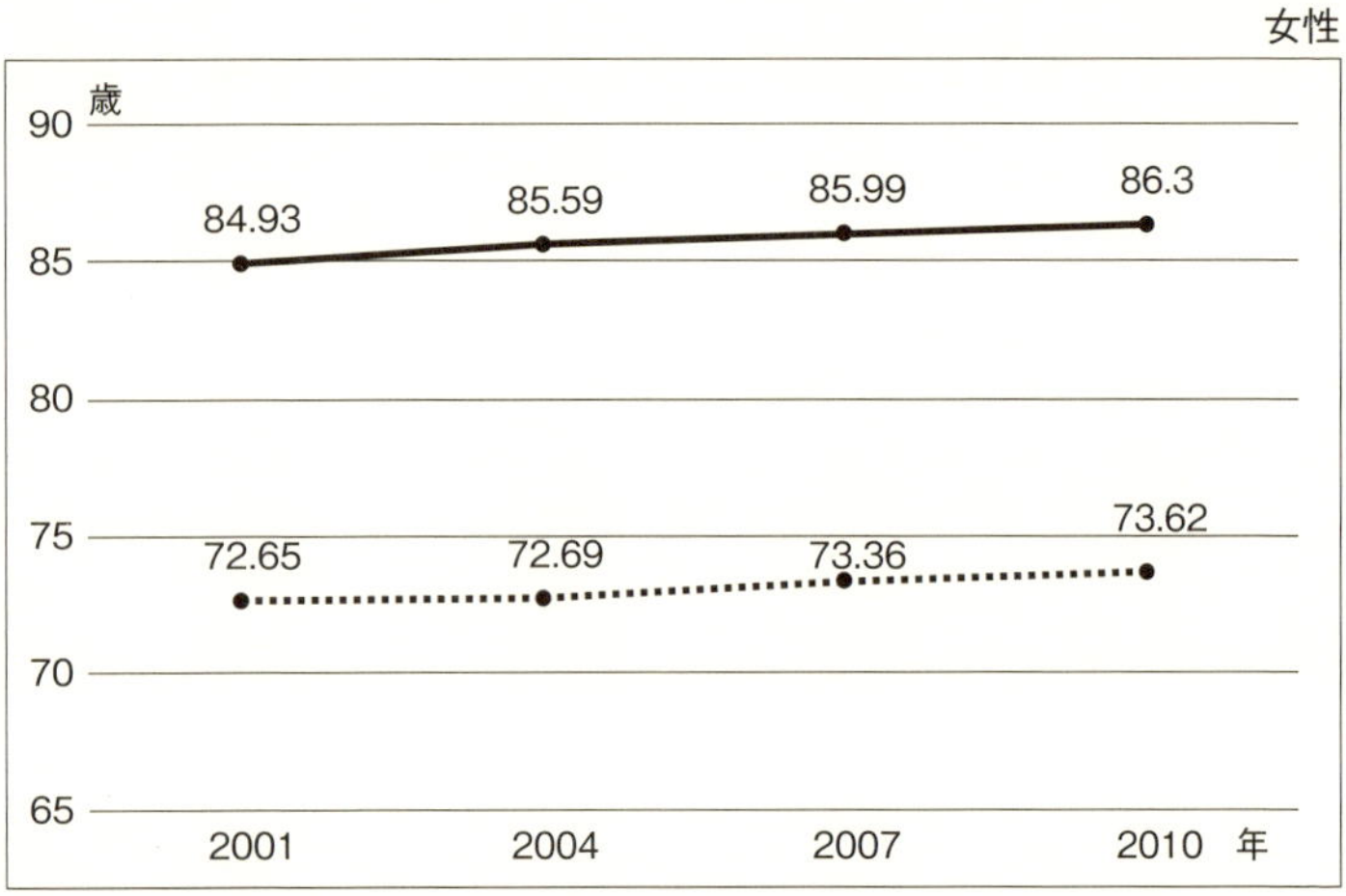

出典：厚生労働省「健康 21」資料より作成（平均寿命の 2001、2004、2007 年は厚生労働省「簡易生命表」、2010 年は「完全生命表」。健康寿命は「健康寿命における将来予測と生活習慣病対策の費用対効果に関する研究」）

二）年にかけての健康寿命の延びが一・〇二年に対して、日常生活に制限のある期間も〇・四六年延びている。まだ改善の余地はある。

日本は寿命において世界一を達成した。健康寿命も延びた。しかし、寿命の延びの一部は病気で日常を制限されながらなんとか生きている人たちによるものである。

ここまでのデータやグラフからわかるのは、日本は寿命だけでなく健康寿命をも延ばし、日常生活を制限なく生きられるような人生を目指していて、その途上にあるという現状である。

これを踏まえ、長寿や健康という課題に対して、今後どのようなアプローチが考えられるだろうか。ひとつは、さらなる病気の克服だろう。そしてもうひとつは、病気を抱えていても日常生活を送れるための支援やリハビリ、介護といったアプローチだ。どちらも重要である。

そこでまず、病気の克服という視点でのアプローチについて、いくつかのデータを見ながら考えていきたい。

さらに長生きを目指すとどうなるか

寿命も健康寿命も、どちらも延びている。これからもそれは延びていくだろう。そして、この先、より健康へ、より長生きへという方向性が変わらず、さらなる健康、さらなる長生きが達成された場合、どうなるのか。これまでと同様、生存曲線から読み取ってみよう。

さらなる長寿を目指すと、最終的には、図1－4に示すように、平らな状態が続き、九〇歳を

図1−4　より長生きした場合の生存曲線

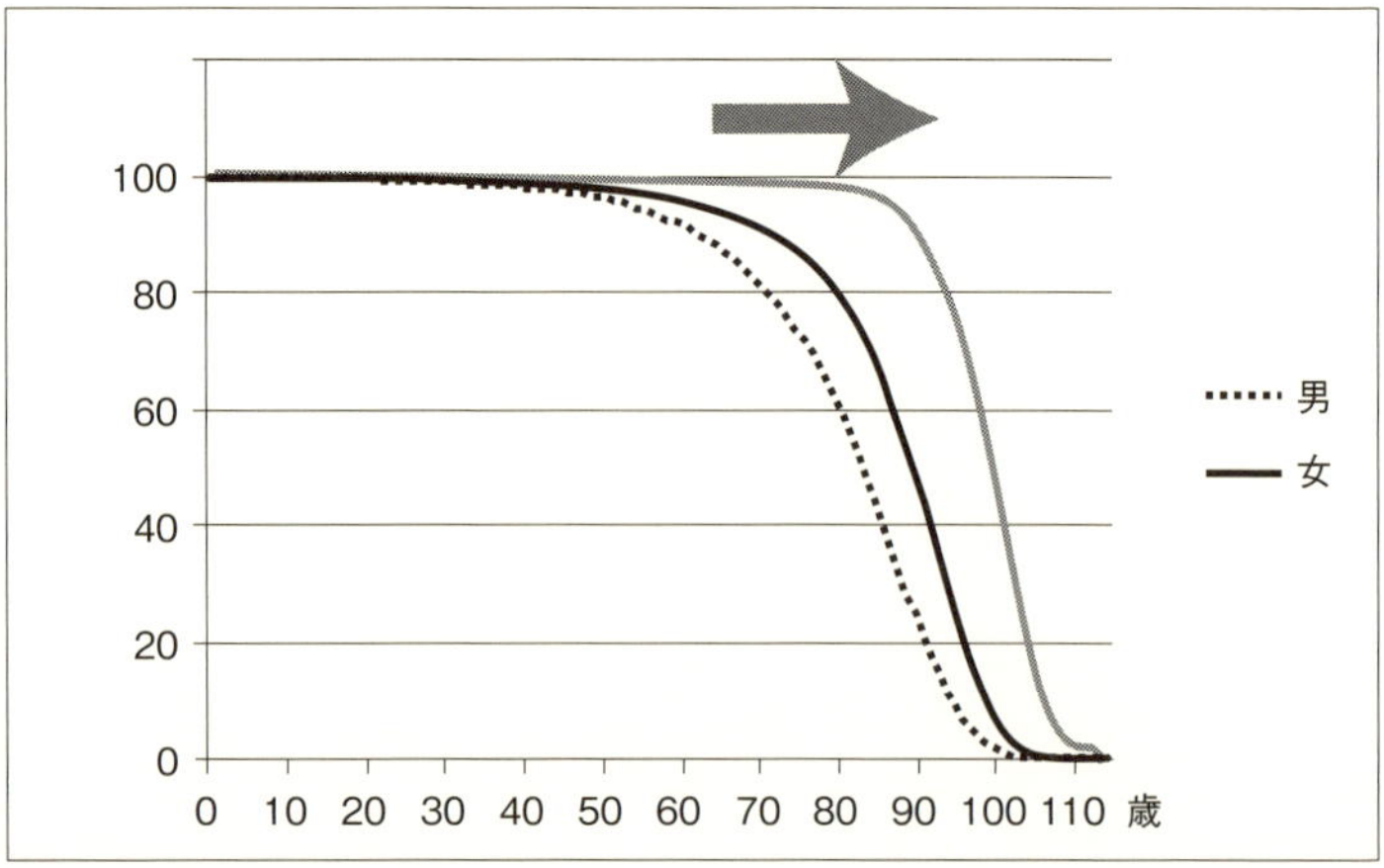

図1-1をもとに作成

過ぎたあたりから、一気に多くが死ぬという生存曲線になっていくだろう。いずれにせよ、急激な死亡の増加は避けられないのだ。それどころか、むしろ長生きを目指すことによって、さらに傾きが急になるということも、最初に確認しておきたい。

この予想に対して、現状は一〇〇歳までにほとんどみんな死んでしまうのだが、さらに高齢に移動する可能性だってあるという反論があるかもしれない。おっしゃるとおりである。一〇〇歳を過ぎて急激に死んでいく、一一〇歳を過ぎて急に死んでいく、一二〇歳を過ぎて急激に死んでいく、そういう未来だってありうるということだ。

あるいは次のような反論もあるだろう。老化が完全にコントロールされ、死ななくなるという未来だってありうる、と。それもそうだ。ただ、それでもどこかで死んでいくほかない。不死の世の中を実現したいという人もいるかもしれないが、それこそ人間が生き残って世界が滅びる、つまりは人間も滅びるということだ。人間だけが不死になって生き続ける世界、そんな恐ろしい事態を実現する能力を、すでにわれわれは持ちつつあるかもしれない。しかし、それこそ人間にとっても地球にとっても最悪の未来だ。

不死の問題については、第六章で再び取り上げるが、ここで問題にしたいのは、どうやっても行き着く先はみんな死んでしまうということである。生存曲線の急激な下降は、それを避けられないことの現れである。あるいは、人間にできることがほとんど達成された後、最後に残った最も解決困難な問題なのである。

これに対して、iPS細胞やES細胞などの再生医療もひとつの解決の手立てになるだろう。しかし、医学の進歩により人為的に寿命を延ばす方法の将来については、私が敢えて言及するまでもなく、あちこちで散々取り上げられている。さらに言うならば、そういう方向での解決こそがこの問題をより困難にしている。私の関心はそこにはなく、むしろ七〇歳を超えたあたりから急に死んでいくという現実をありのままに受け入れ、それをどう解釈するかというところにある。

日本は、ここ一〇〇年間、より長生きを目指し、すでにそれを達成してきた。繰り返すが、日本は世界最高の長寿国なのである。それでもなお、もっと長寿を目指すという方向性は、世の中にすんなり受け入れられているように思える。それはいったいなぜなのか。あるいは、長寿を目指さないことは、逆に非難にさらされることになる。それはどうしてか。

医療にかかわる世の中のほとんどの話題は、健康や長生きである。不健康や死は避けるべきネガティブなこととしてしか取り上げられない。急激な生存曲線の傾きを、何とかしてなだらかに変え、死を先延ばししようとする発想が悪いとは言わないが、現実感を欠いている。ひとまずは、あの傾きを受け入れなければ、何も始まらないのではないか。

さらなる長寿を目指す余地はあるか

もう一度、最初に示した生存曲線の七〇歳過ぎの傾きを確認していただきたい（一九ページ、図1－1）。

さらにこれ以上長寿になるとして、七〇歳から急激に死んでいくという世の中と九〇歳から急激に死んでいく世の中とに、どういう違いがあるのか。それで世の中がよくなったと言えるのか。むしろ両者の違いは明確ではない、というのが大方の印象ではないか。

ここからは、背景にある疾患の推移を人口動態統計から見てみることにする。たとえば、日本人にはどんな病気が増えていて、どんな病気が減っているのだろうか。まず図1－5を見てみよう。これは日本人の死亡原因の推移である。戦争直後に一位であった結核の死亡率が激減し、その後三〇年近く脳卒中が一位の時代が続き、一九七〇年ごろから減少に転じた。一九八〇年以降は、他の疾患に比べて群を抜いて増加を続けている悪性新生物、つまりがんが、脳卒中に代わって一位の時代が現在まで続いている。脳卒中が減少したのに対し、心疾患や肺炎は徐々に増加傾

図1-5　日本人の死亡原因の推移

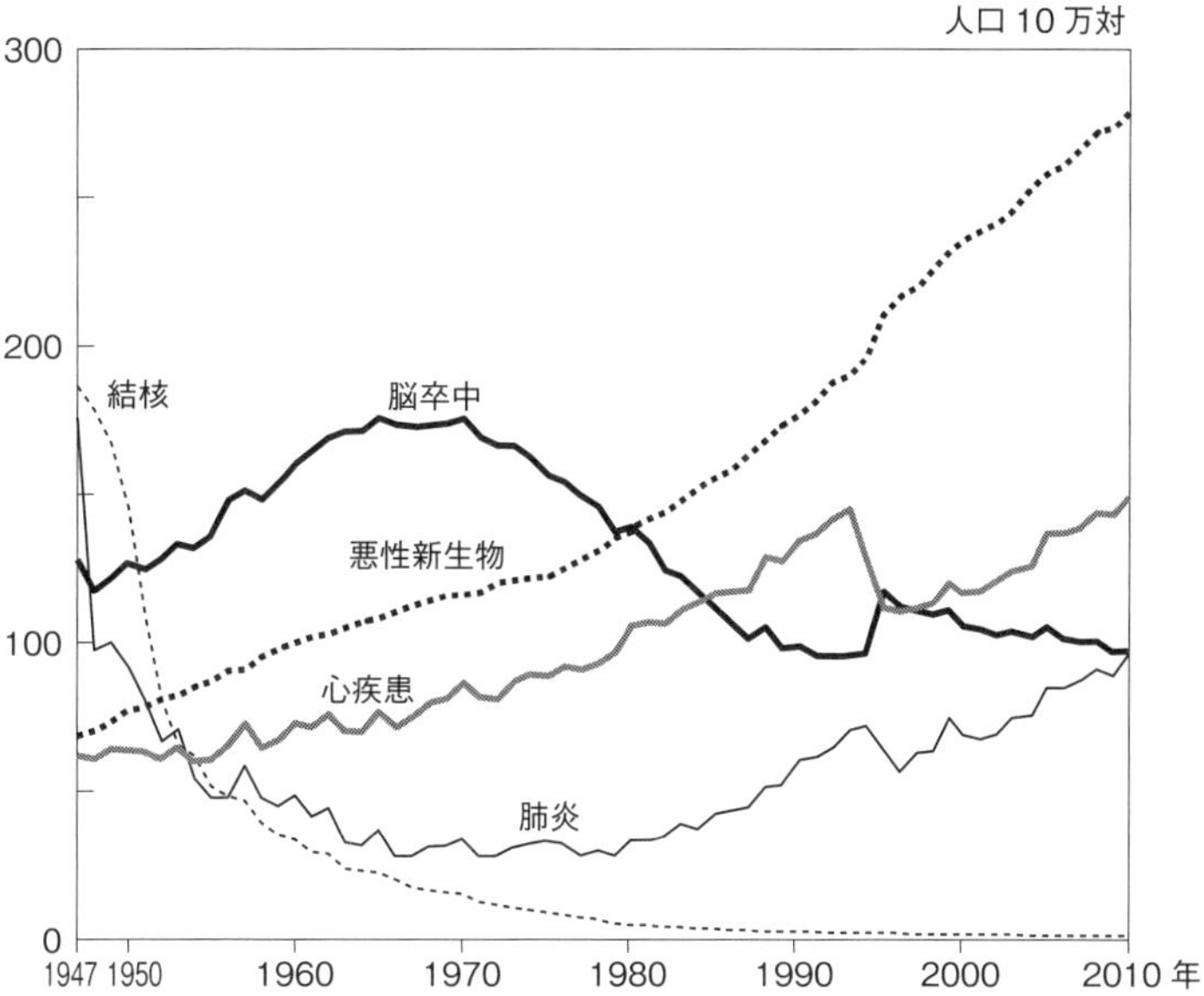

出典：厚生労働省平成23年（2011）年人口動態統計

向にあり、現在ではがんに引き続き、心疾患が二位、肺炎が三位である。

こうした背景を考えれば、増加傾向にあるがんや心疾患を克服できれば、まだまださらなる長生きを達成できるし、「元気な長生き」も実現できるということかもしれない。

しかし現実はそう単純ではない。次にがんや心疾患に関連のある生活習慣の推移について見てみよう。

日本人の生活習慣は悪化しているか

がんや心疾患は生活習慣病と呼ばれる。これらの疾患による死亡率が増加しているというのだから、対応する生活習慣が悪化していると考えるのが筋である。そこで、日本人の生活習慣の変化を見てみよう。

1　食生活

日本人の食生活は、戦後から高度成長期を経て劇的に変わったといわれる。西洋風の食事が増え、カロリーの摂り過ぎ、脂肪の摂り過ぎに問題があるのではないかと予想するかもしれない。しかし、そのようなデータはない。国民健康・栄養調査の結果を図1－6に示すが、カロリー摂取量はここ二〇年急激な減少傾向にある。油類の摂取はここ三〇年以上ほぼ平坦で少なくとも増加傾向ではない。がんや心疾患の増加につながるような食習慣の悪化はないということがわかる。

2　運動習慣

運動習慣についても、ここ一〇年のデータ（図1－7）で見ると、運動習慣のある人の割合は増加傾向にあり、それほど問題はなさそうである。もちろんここ五〇年の死因の推移を説明するには不十分なデータで、五〇年以上前と比較すると運動不足傾向はあるのかもしれない。

3　喫煙

喫煙率の減少は明らかである（図1－8）。がんと心疾患の中で最も主要なものである心筋梗塞の最大の危険因子である喫煙は、これらの疾患の増加の主要な原因ではないといってよいだろう。

4　肥満

肥満は男女で反対の傾向にあり、ＢＭＩ25以上の人の割合は、男性では増加傾向、女性では減

図1-6　日本人のカロリー摂取量と脂質摂取量の年次推移

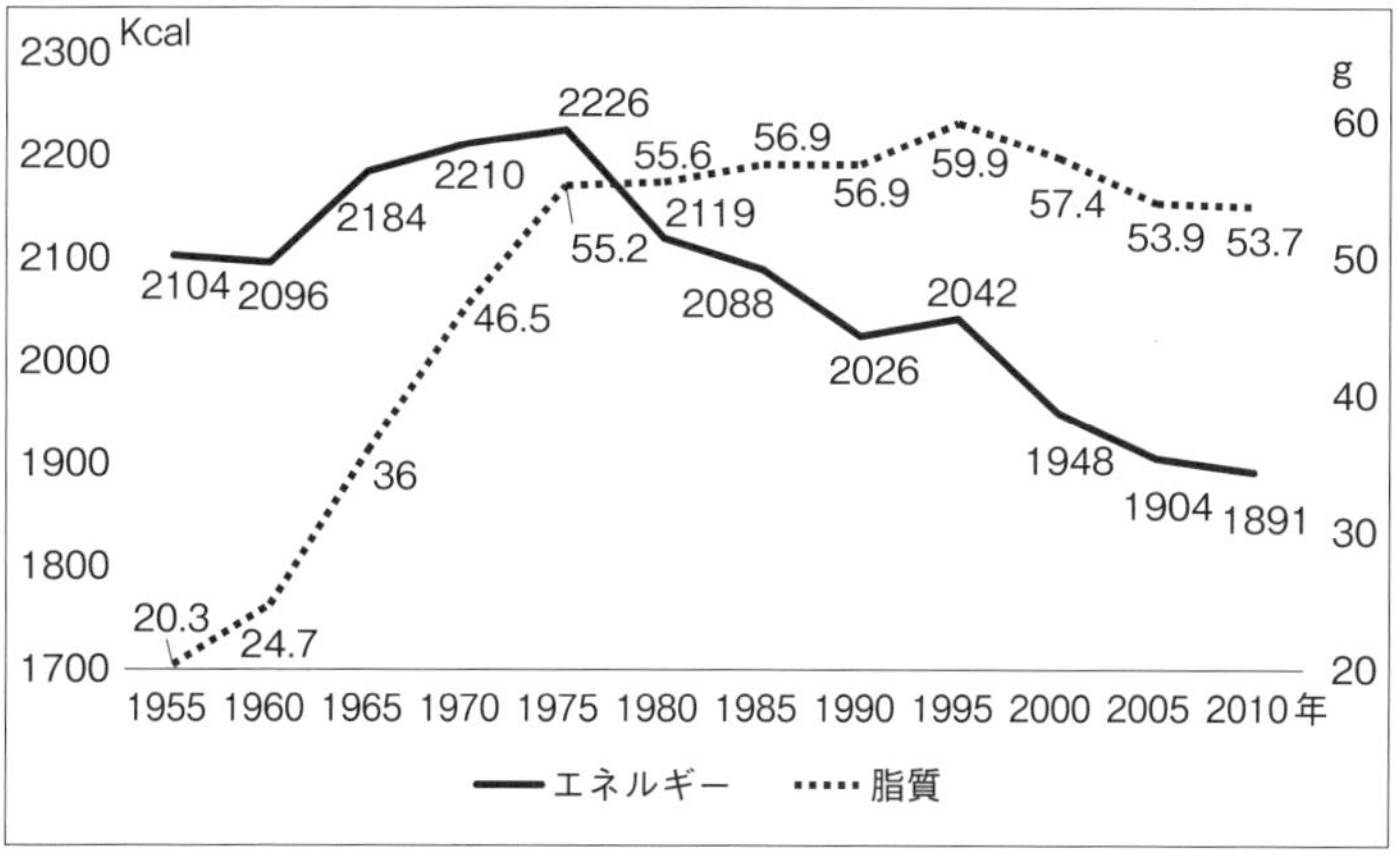

出典：厚生労働省「国民健康・栄養調査」より作成

図1-7　運動習慣のある人の割合（2003〜2008年の年次推移）

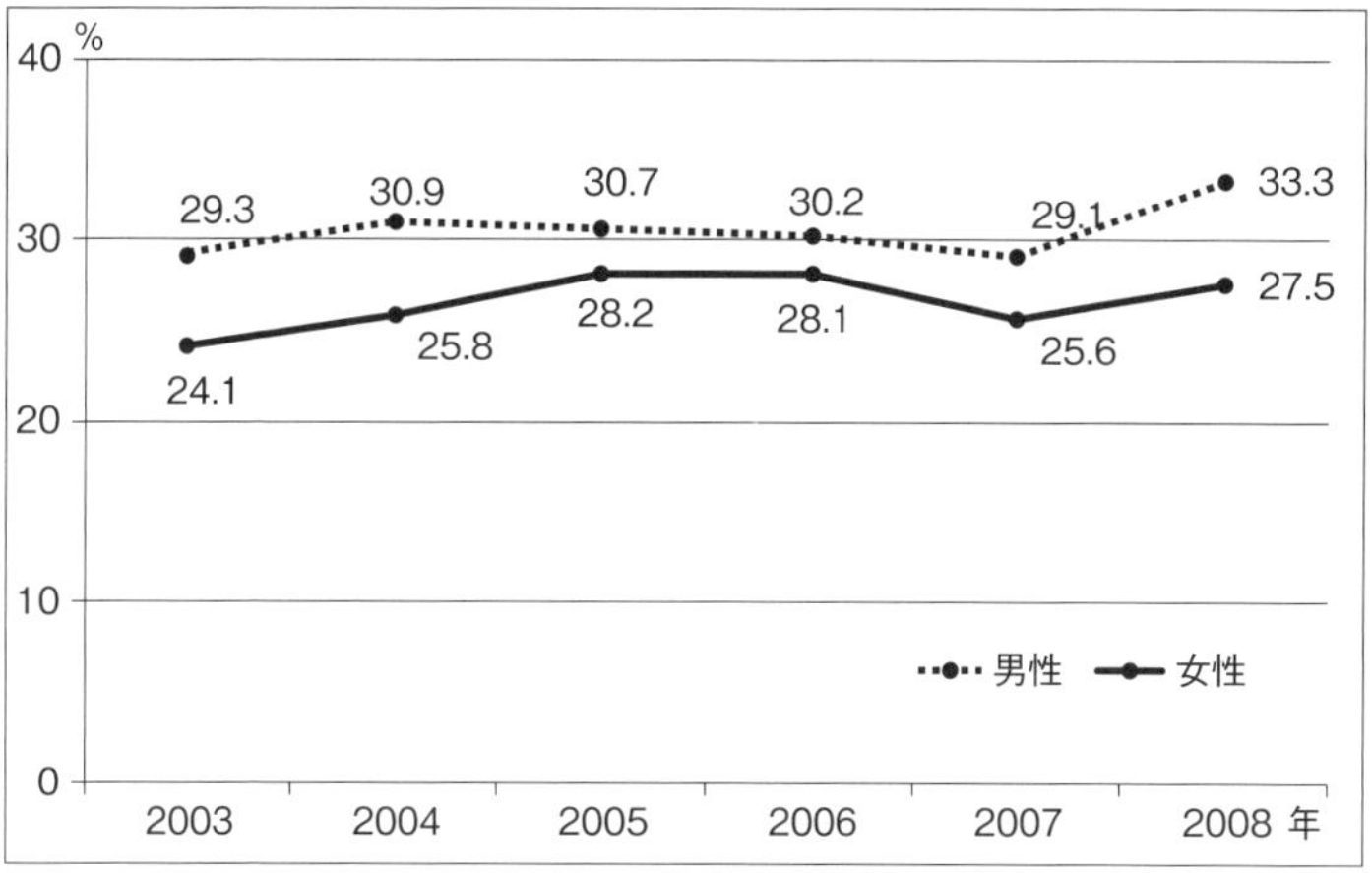

出典：公益財団法人長寿科学振興財団「健康長寿ネット」より作成

図1－8　現在習慣的に喫煙している人の割合（2003～2008年の年次推移）

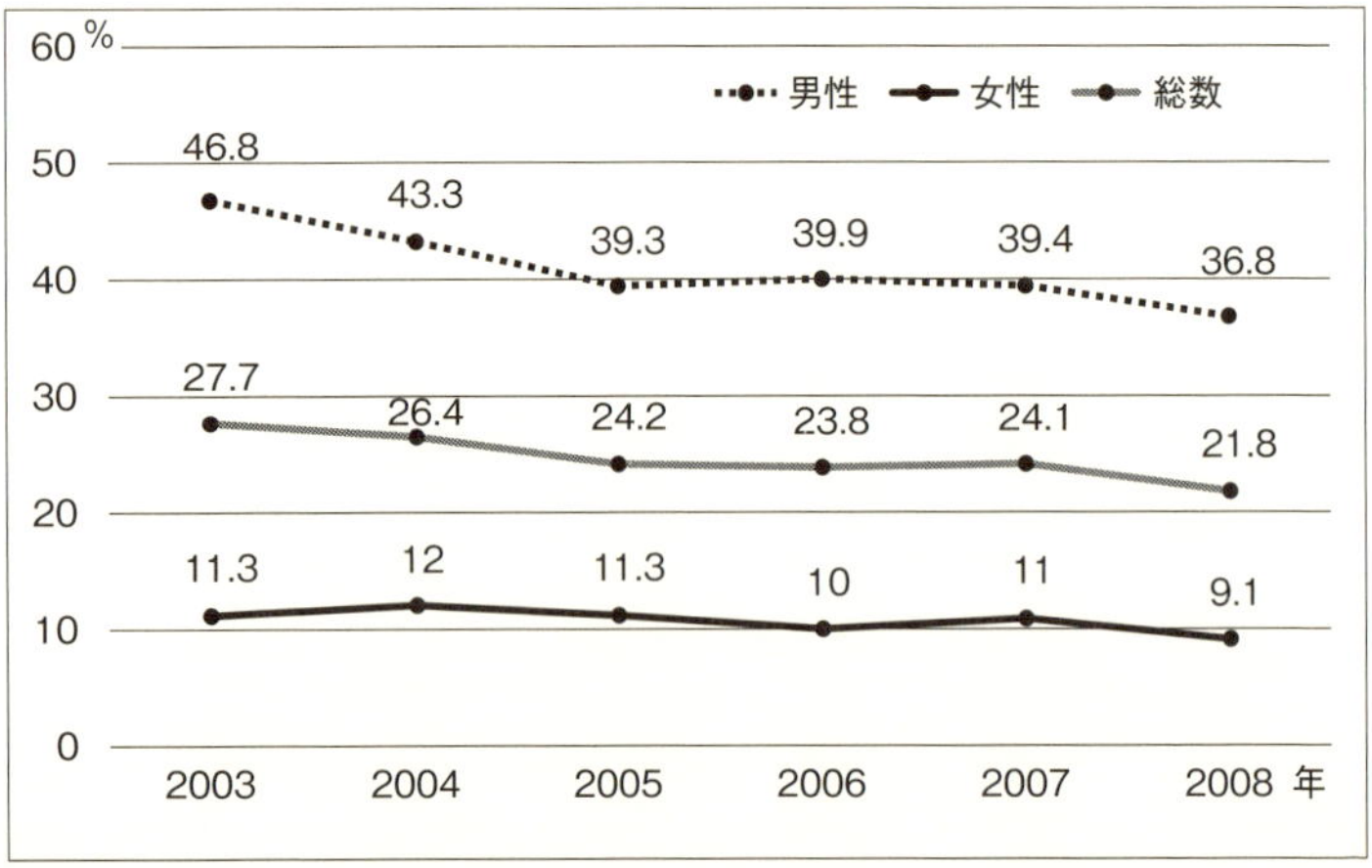

出典：公益財団法人長寿科学振興財団「健康長寿ネット」より作成

図1－9　肥満及びやせの人の割合

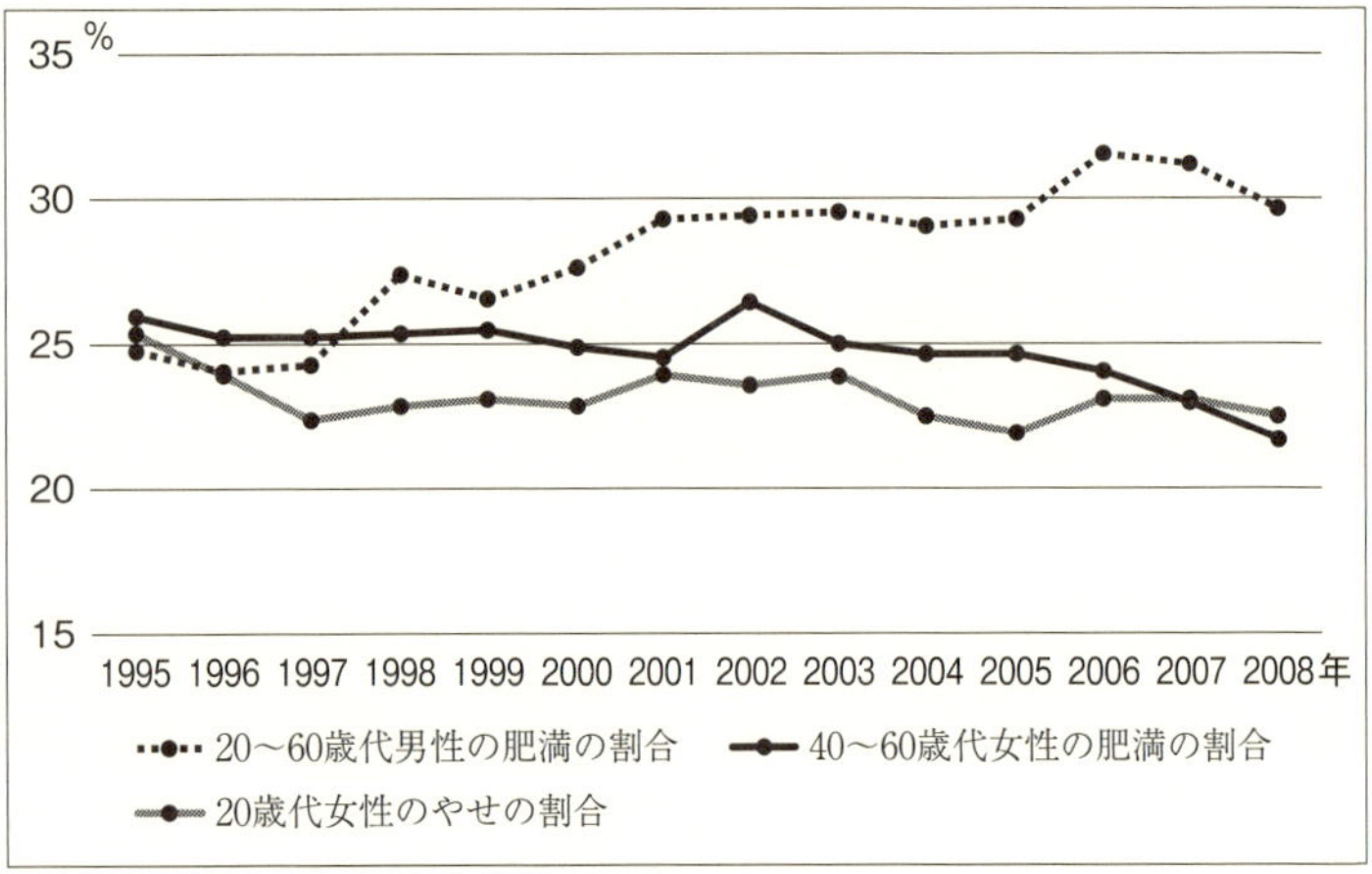

出典：厚生労働省「健康日本21」資料より作成

少傾向にある（図1－9）。しかし、心疾患や圧倒的ながんの増加を、男性の肥満の割合の増加で説明するのは困難なように思われる。

生活習慣以外の影響

「生活習慣病」という呼び名は、データから見る限り現実を反映しているとは言えない。生活習慣がそれほど悪化していないにもかかわらず、心疾患やがんの増加は明らかである。特に図1－5で見たように、がんによる死亡の増加は、他の死因と比べて極端に顕著である。この明らかな増加を説明できる因子は生活習慣には見当たらない。

これは生活習慣の他に決定的な因子があると考えないと説明できない。現在の日本人にとって、生活習慣病増加の主要な要因は生活習慣ではない。それでは何が主要な因子なのか。

先に示した死因別死亡率の図1－5は、「粗死亡率」と呼ばれるもので、年齢を考慮していない。がんにしろ、心疾患にしろ、一般に年齢を経るに従って増加するものなので、世の中が長生きになればなるほど増えることになる。最初に見たように日本人の生存率は伸びる傾向にあるわけだから、それだけでもがんや心疾患は増えることになる。そこで先ほどのデータを同じ年齢構成の集団に調整して死亡率を計算すると、その年齢の影響を除くことができる。それを「年齢調整死亡率」と呼ぶ。その年齢調整死亡率を図1－10に示そう。

年齢調整すると、心疾患の増加もがんの増加さえもはっきりしなくなる。これはどういうこと

図１-10　年齢調整死亡率

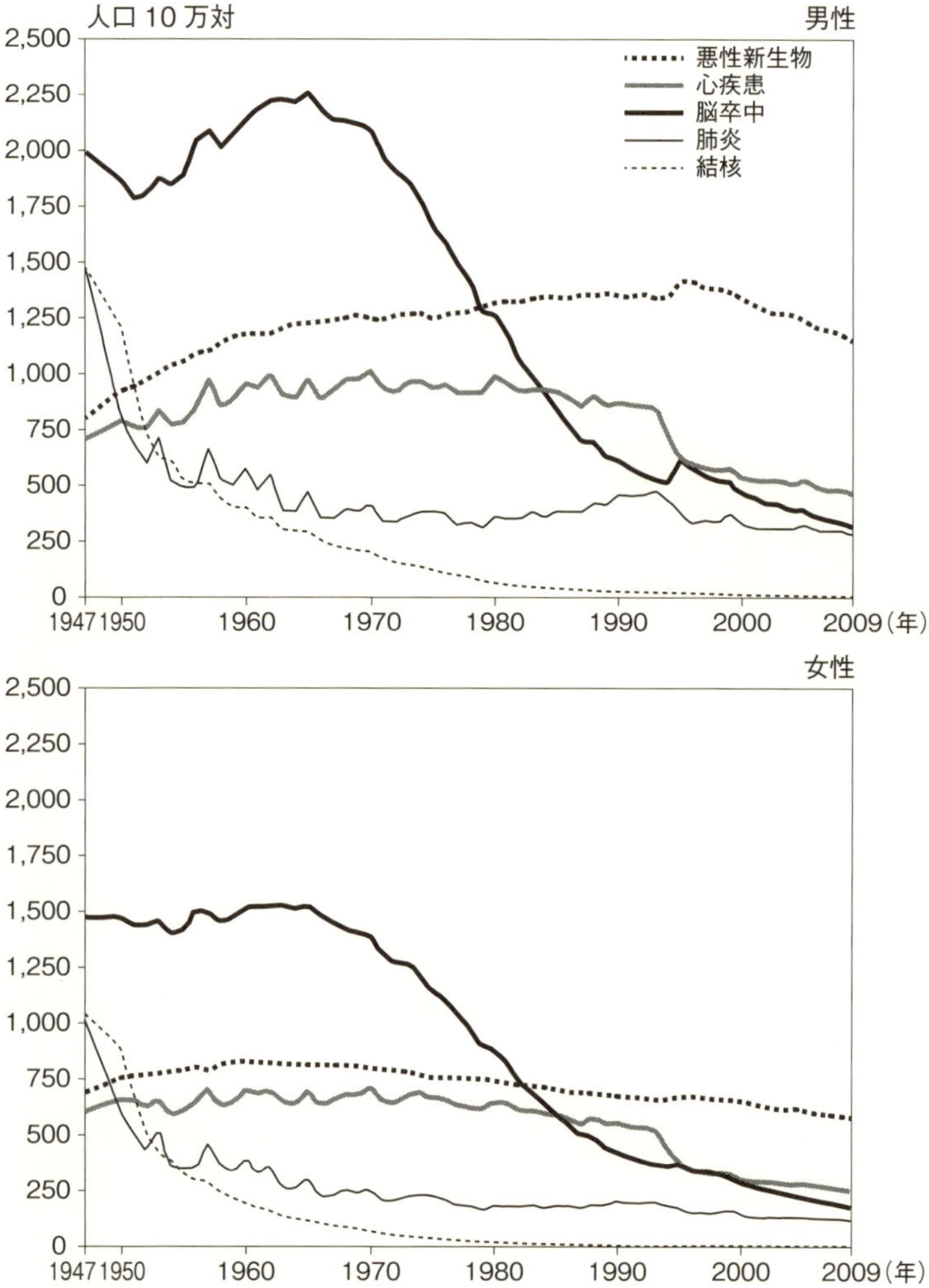

出典：厚生労働省統計資料より作成

か。一〇年前の五〇歳と今の五〇歳であれば、今の五〇歳のほうが、がんの死亡率も心疾患の死亡率も低い。心疾患の増加やがんの増加の主要な要因は、長生きにあるということである。この事実は、最初に確認しておかなければならない重要なことのひとつである。

日本人は世界で最も長生きとなった。その結果、がんと心疾患による死亡数が増加した。

さらにもうひとつ別のデータを示そう（図1－11）。各年代別の死亡率で見ると、がんと心疾患による死亡の割合は男女とも六〇代にピークがあり、その後は減少にある。九〇代では三〇パーセント、一〇〇歳以上では二〇パーセント強に過ぎない。特にがんによる死亡割合は男女とも六〇代をピークに急激に減少する。九〇歳以上では男性で一〇パーセント前後、女性では一〇パーセントに満たない。逆に増加が明らかなのは、男女とも老衰である。はっきりした疾患がないにもかかわらず死んでいく人の割合の増加が最も大きいのである。がんと心疾患の増加というメジャーな問題に覆い隠されてはいるが、その陰には、死因の多様化、疾患が特定できない老衰による死亡の増加がある。高齢化すると、がんや心疾患だけでなく、「とにかく死んでしまう」ということを、この事実は示している。

日本人は七〇歳を過ぎたあたりから、がんと心疾患、さらにその他の多様な原因や老衰で急激に死んでいく。それは生活習慣の悪化によるものではなく、生活環境や生活習慣が改善し、長生きになったせいである。日本人の生活習慣は、むしろ世界で最高といってもよいだろう。

日本人の生活習慣は改善傾向にあり、それが高齢化によるがんや心疾患による死亡を増加させ、

図1-11　年代別死因の割合

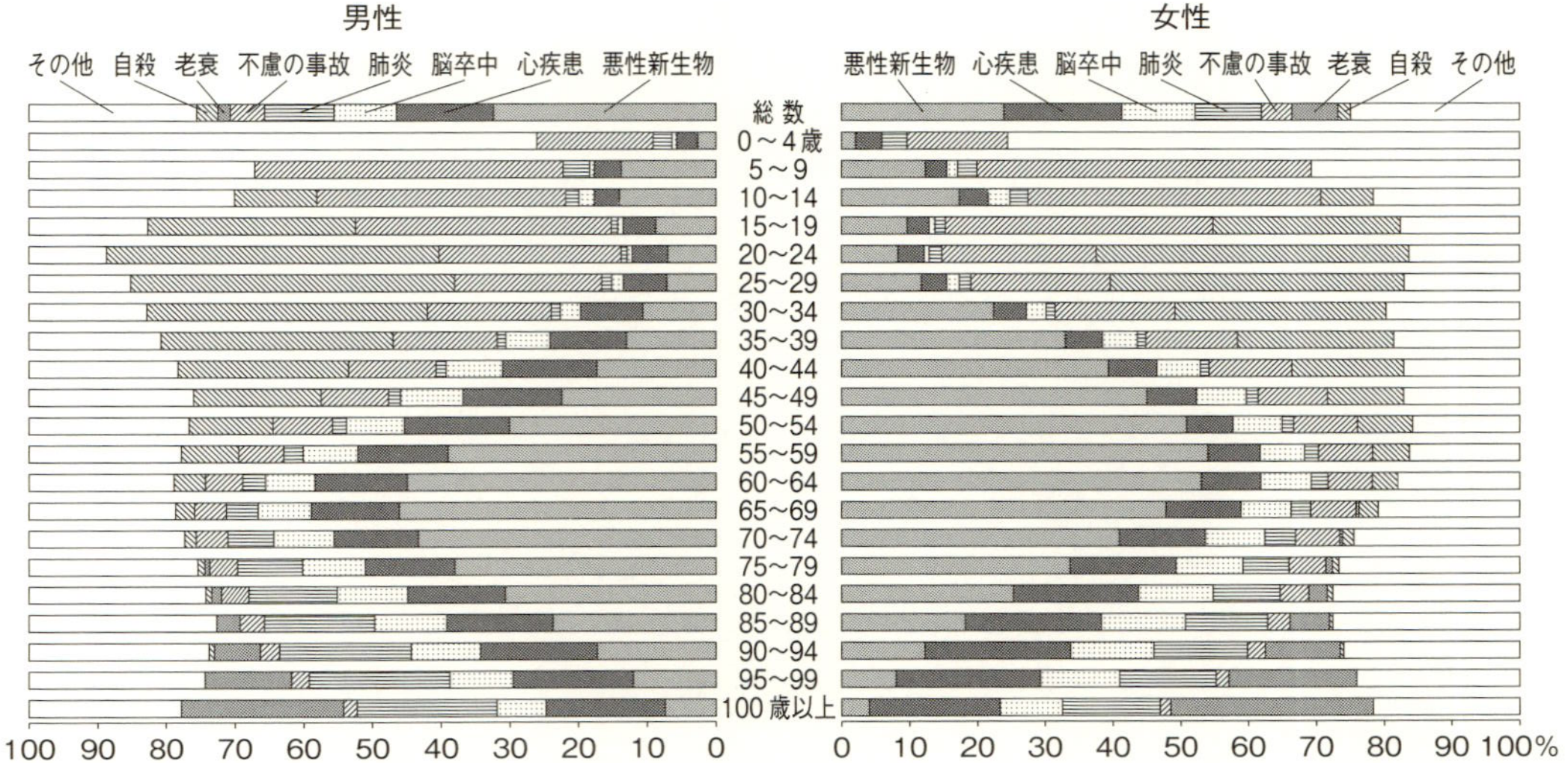

出典：平成23（2011）年人口動態統計より作成

図1-12　生存曲線。なだらかな死亡の増加

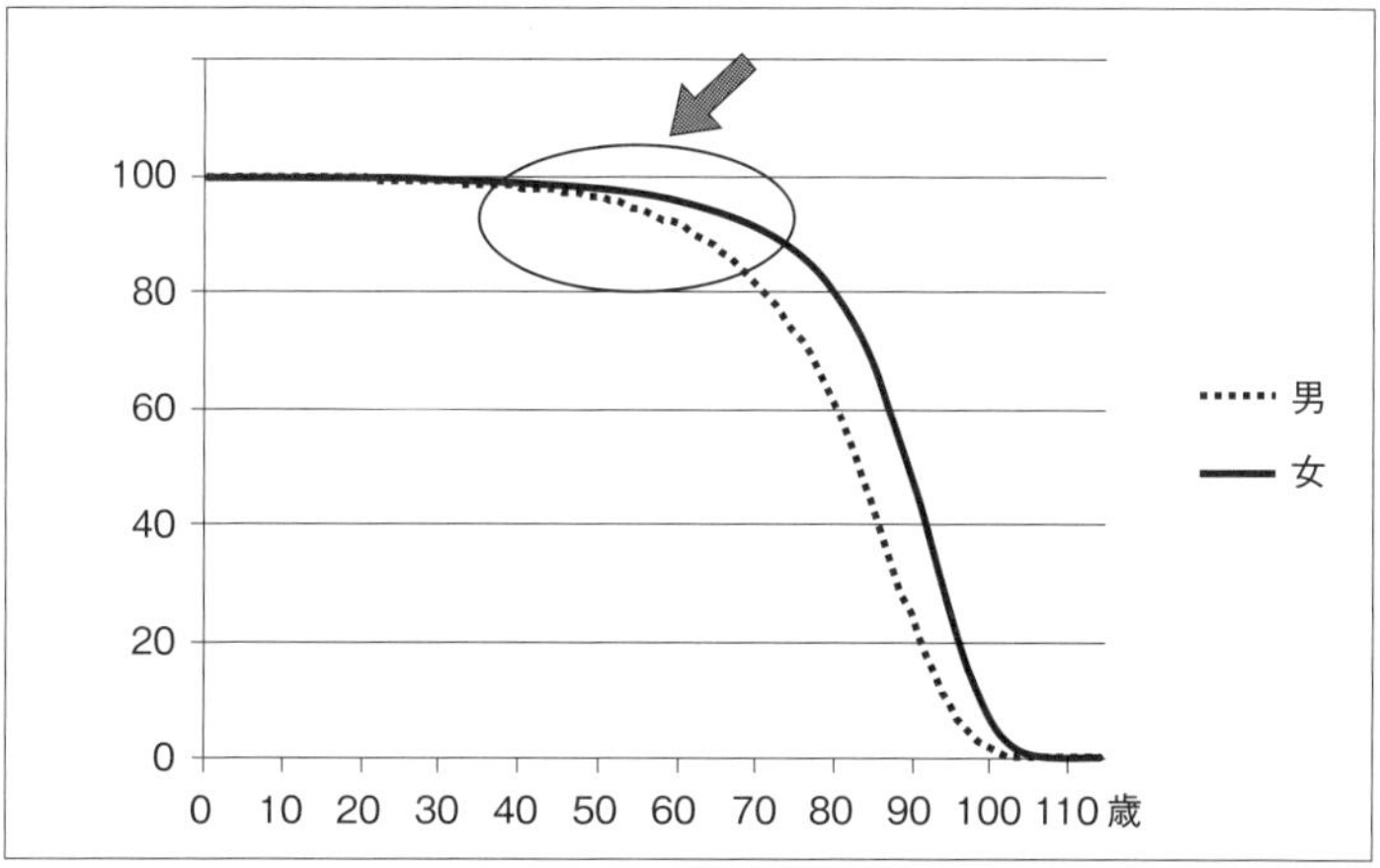

図1-1をもとに作成

死亡の原因を多様化させているということの逆説、ここをまずしっかり押さえる必要がある。

それが日本の現状である。それを確認したうえで、次に移ろう。

どうすればいいのか

もう一度生存曲線に戻ろう。急激な死亡率の増加に対応するのは困難だ。生活習慣は決して悪くなっているとは言えない。そうであるにもかかわらず、どうやっても人は死んでしまうのだ。生存曲線が急激に傾くのは、まさに人間の寿命を示しているとも言える。寿命は徐々にだが延びているという反論もあるだろう。しかし、寿命が延びたところでこの急激な傾きを平らにするわけではない。急激な傾きの部分が平行移動するだけである。

そうすると改善の対策を立てるべきは、図1

―12に示すような、それ以前のなだらかな死亡の発生の部分である。このなだらかな死亡の増加をさらに平坦に近づける努力が、高齢者に対する対策よりも重要である。つまり、四〇代から六〇代のがんや心疾患や脳卒中、自殺や事故を減らす努力に大きな意味がある。この世代は、まだ親掛かりの子供を抱えていたりするし、この年齢で死んでしまうと自分の親よりも先に死ぬことになったりする。この問題については、第三部で改めて取り上げる。

しかし、若年での死を防ぐことに成功したとしても、それは結局のところ死の先送りとなり、七〇歳過ぎの急激な死亡増加につながる。

さらに生活習慣が改善し、長寿となり、生存曲線が徐々に右に移っていったとしても、おそらく問題は解決されない。結局は死んでしまうのだから。それではどんな解決があるのか。次章ではその部分をさらに突き詰めていきたい。

第二章
健康、寿命、幸福

一番でもダメ

日本は、健康・長生きを達成した。それも世界一のレベルで。かつて、スーパーコンピュータ開発予算をめぐって「二番ではダメなんですか?」と発言した政治家がいたが、健康・長寿に関しては「二番」どころか、「一番でもダメなんですか?」状態である。そして、どうやら一番でもダメなのである。これはやはり、何かが狂っていると言うほかない。

何が狂っているのか。健康を目指し、長寿を目指し、それが達成できてもまだ満足できない。これでは堂々巡りするだけである。この堂々巡りから抜け出るためには、いくつかの道がある。

ひとつは、とにかくさらなる健康・長寿を目指すことである。どんな病気もカプセルひとつ飲めばすべて治ってしまう。病気はなくなり、死ぬのは事故や自殺や老衰だけ。そうなれば、もう少し幸せを感じられるかもしれない。

もうひとつは、健康をあきらめることである。世界一ならいいじゃないか。今の健康、今の寿命を受け入れて生きればいいじゃないか。そのような生き方である。

前者の道は、多くの科学者や医者がすでに一所懸命考えている。新しい診断方法や治療方法、アンチエイジング、iPS細胞などの再生医療。先端科学はこれからもそうした様々な方法を考え続けるだろう。そして何かしらの達成があり、今後解決策はいろいろ出てくるに違いない。本書でそれを否定するつもりはない。それはそれで重要なことだ。しかし、それだけではうまくかないということもまた明らかである。その一方向だけに突き進んで解決しようとすれば、何かが狂ってしまうと考えたほうがいい。

そこで後者の方法、つまり、健康をあきらめることで、この堂々巡りから抜け出す方法に焦点を当てて考えてみようというわけである。

あきらめから健康欲望のコントロールへ

しかし、「あきらめる」というと、何かネガティブな印象がある。「あきらめる」というコトバの背後には、「可能なら長生きを求めたほうがいい」という価値観があるからだ。「あきらめる」というコトバを使うこと自体に、問題を覆い隠してしまう面がある。

ここで想定している現実は、もっと前向きなものだ。長生きしたいという欲望をコントロールする。酒を飲みたいという欲望をコントロールするように。「欲望」という点において、「長生きしたい」と「酒を飲みたい」という二つは同じなのだから。酒を飲みたい欲望をコントロールすることは前向きで、長生きしたい欲望をコントロールすることが後ろ向きということはない。どちらも等価の欲望としてコントロールする必要がある。

ところで、コントロールするというコトバは前向きなのだろうか。それも問題だ。しかし代わりの言葉が見つからないので、とりあえずコントロールというコトバで考えてみよう。

長生きしたいという欲望をコントロールすることは、すなわち死んだほうがいいということだろうか。それでは人類が滅亡してしまうかもしれない。そんな解決策が本当にありうるのか。それがありうるというのが私の見通しである。

私は都内で開業する一臨床医であるが、多くの患者さんと接する中で、それがありうるということを実感している。健康でありながら幸福でない人とも多く接するわけだが、不健康ながら幸福な人たち、早死にだが幸福のうちに死を迎えた人たちとも、また多く接するのである。

ここから先は、健康があきらめられず不幸になる人、長寿を達成しながら幸せになれない人たち、またその逆に健康をあきらめる、健康になりたい欲望をコントロールすることでもっと広い概念での健康を手に入れ、幸福をあきらめることでさらに大きな幸福を手に入れている何人かの人たちに登場してもらいながら、今の日本人が、より健康で、より幸福になる道筋を示したいと思う。それは、自分自身が、健康に、幸せに暮らすことにもつながっているはずだ。つまり、これは私自身のことでもある。

長生きは幸福か

ひとつの調査結果を紹介しよう。内閣府が行った幸福度調査である。その中に衝撃的なグラフがある(図2-1)。年齢と幸福度の関連を日米で比較すると、関係が正反対であることがわかる。日本は幸福度のピークが一五歳にあり、その後幸福度はほぼ低下傾向にある。逆にアメリカでは、三〇代に幸福度の底があり、高齢になるにしたがって幸福度が増す。

長生きと健康を実現した日本で、年齢を経るにしたがって幸福度が低下するということは、日本人の幸福にとって健康が重要ではないということなのだろうか。

それでは次に、幸福度の関連因子を同じ調査から見てみよう。すると驚くべきことに、幸福を判断する項目として、健康が真っ先に挙がっているのである(図2-2)。これはどういうことか。

ここで示されていることは明確である。幸福度にとって健康は最も重要な項目のひとつである。そして、その健康は日本において世界最高レベルで達成されている。その結果、日本人の幸福は少なくとも一部としては実現されたはずだ。しかし、結果はそうではなかった。健康も長寿も幸福には結び付かなかった。なぜか。

もちろん実際の日本人はもっと幸福だし、こんなものはひとつの調査結果に過ぎないということもできる。日本人は幸福だという調査結果も探せばたぶんあるだろう。ただ、そういう結果が

図2-1　年齢による幸福度の推移

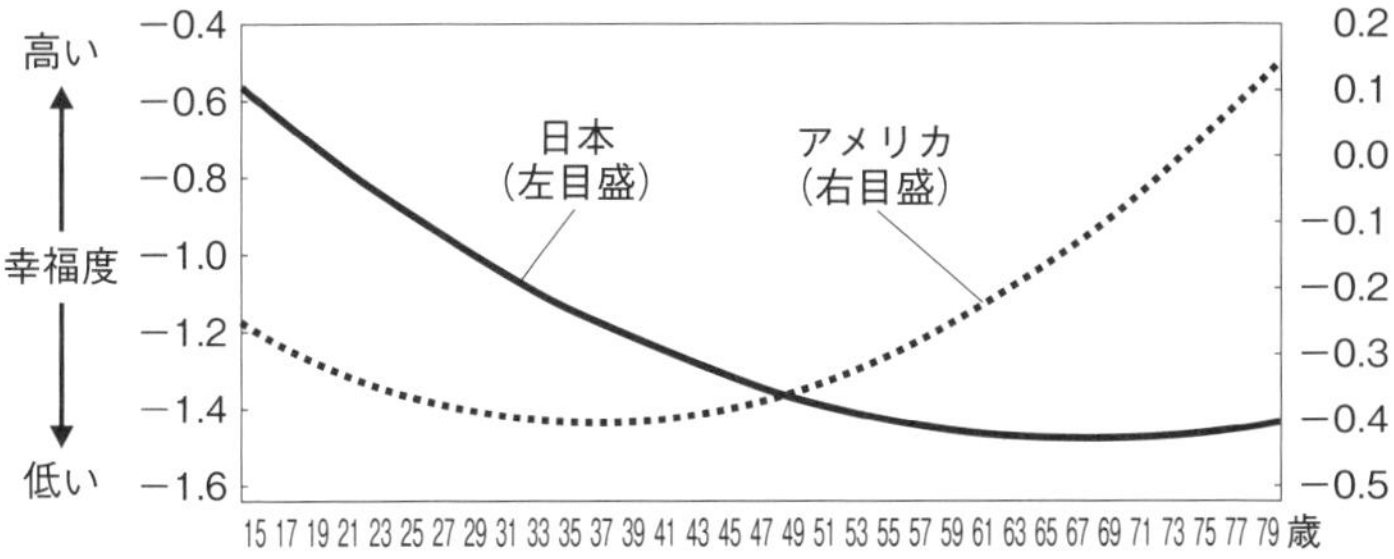

出典:内閣府『平成20年版国民生活白書』「日本人の幸福度に関する分析」（消費者庁）

図2-2　幸福度を判断する際に重視する項目

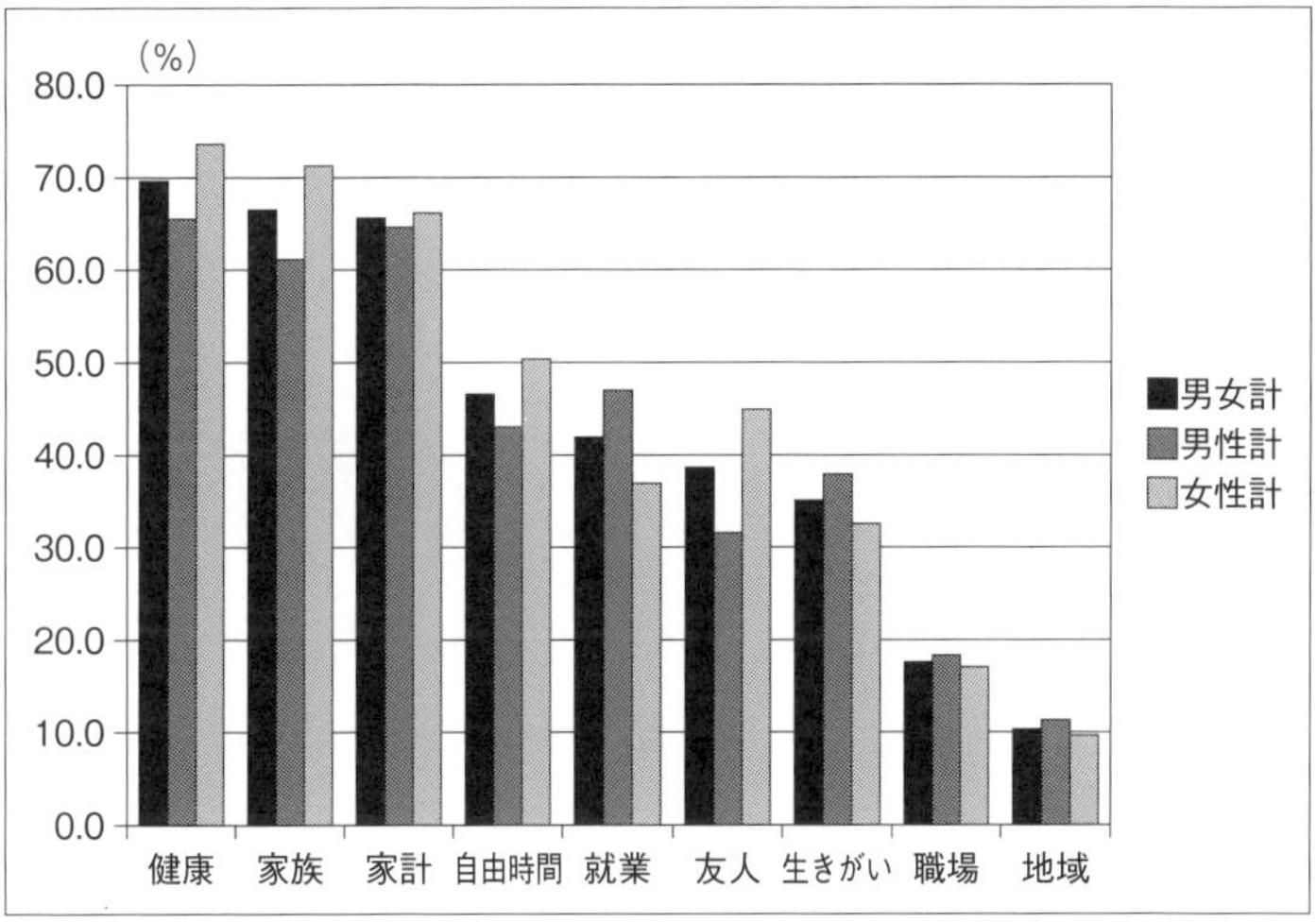

出典：内閣府「国民生活選好度調査からみた幸福度」

あるとしても、私は日本人の幸福度が低いというこのデータを重く受け止めたい。このデータから始めることが重要だと思うのである。なぜそう思うのか、明確な根拠があるわけではない。しかし、多くの患者さんと日々接する中で、健康でありながら幸福ではない、長寿でありながら幸福でない多くの人と向き合わざるをえない現実がある。これは臨床医として日々働く私自身にとって最も切実な問題でもある。「日本人は健康で長生きで、だから幸福である」などと、のんきに言っていられない現実があるのだ。

長生きは迷惑か

長生きが迷惑であるというのは、いまや一般的な考え方のひとつである。多くの人が、自分は長生きをして周りに迷惑をかけたくないと言う。こういう考え方は、長生きの不幸を端的に表している。そして、長生きにもかかわらず幸福になっていない人たちに対し、ひとつの解決策のきっかけを示しているのかもしれない。

具体的な対応を考えてみよう。

ひとつは、長生きすると病気になって周囲に迷惑をかけるから、病気にならないように気を付けるという方法である。しかし、この方法に期待するのは無理である。これまで示してきたように、健康に気を付けていても長生きをすれば、結局病気になってしまうからだ。病気が増加した最大の要因が加齢であることからして、それが当然の帰結である。

健康に気を付けると、病気にならなくて済むかというとそうではない。実は先送りできるだけである。いくらがんに気を付けて、がん検診を受けるだけ受け、糖尿病や高血圧、高コレステロールに注意し住民健診を毎年欠かさず受けても、結局は検診の対象にないがんになってしまうかもしれないし、脳卒中の発症を七〇歳から七五歳に先延ばしすることができるだけかもしれない。健康に気を付けて、他人に迷惑をかけないようにしようという想いは、所詮かなわぬ夢である。病気にならないよう気をつけて長生きした結果、将来、かえって大きな迷惑をかけるかもしれないのである。これは、本人にとっては二重に苦しい。「健康に気をつける」こと自体が努力を要する。そして、その結果長生きすることになれば、そのことで周りに迷惑をかけるし、本人は一向に幸福にはなれない。

さらに言うなら、「健康に気をつけて」という部分が、すでに健康＝善、病気＝悪であるという二分法的思考に毒されてしまっていると言える。健康に気を付けることが、必ずしも善であるとは限らないのである。

医療費を使う人、使わない人

このことを、昨今問題になっている医療費の面から見てみよう。医療費を最も使わない人、つまり医療費の面から見た「迷惑をかけない人」とはどういう人だろう。それは、健康保険料だけはきちんと納め、一度も公的な検診・健診や医療を受けることなく死んでしまう人である。医療費を最も使う人は、公的な検診・健診をすべて受け、できるだけ早期から医療機関で治療を受け、長生きする人である。医療費の面でいえば、健康を気にせず、早死にする人が一番迷惑をかけていない。

長生きが迷惑という身も蓋もない事実を明確に示す統計データをお示ししよう（図2－3）。男女別の生涯医療費を比較すると、男性二二〇〇万円に対し、女性は二五〇〇万円である。多くの病気は男女比で女性に少なく、女性のほうが健康で長生きなので、生涯医療費が多いのである。医療費をかけたから長生きなのではない。逆なのである。

それは七〇歳未満のデータによって示されている。こちらでは女性のほうで若干医療費が少ない傾向にある。若いうちには医療費を使わないほうが最終的には医療費が多いのである。女性の医療費が多いのは生涯にわたって医療費が多いわけではない。高齢になってからの医療費が多いのである。つまり長生きをして高齢になることこそ、多くの医療費を使う、ひいてはその社会にとって迷惑であることを、このグラフは明確に示している。

禁煙の行く末

医療費の抑制のために健康に気を付けるというのは、一見もっともらしいが、実はかなり荒唐無稽な対策であることがわかる。多くの人が健康に気を付けて高齢化が進めば、医療費の高騰は避けることができない。しかし、今ひとつはっきりしない面があるかもしれない。そんなはずは

図2-3-1　生涯医療費（男女計）2009年度推計

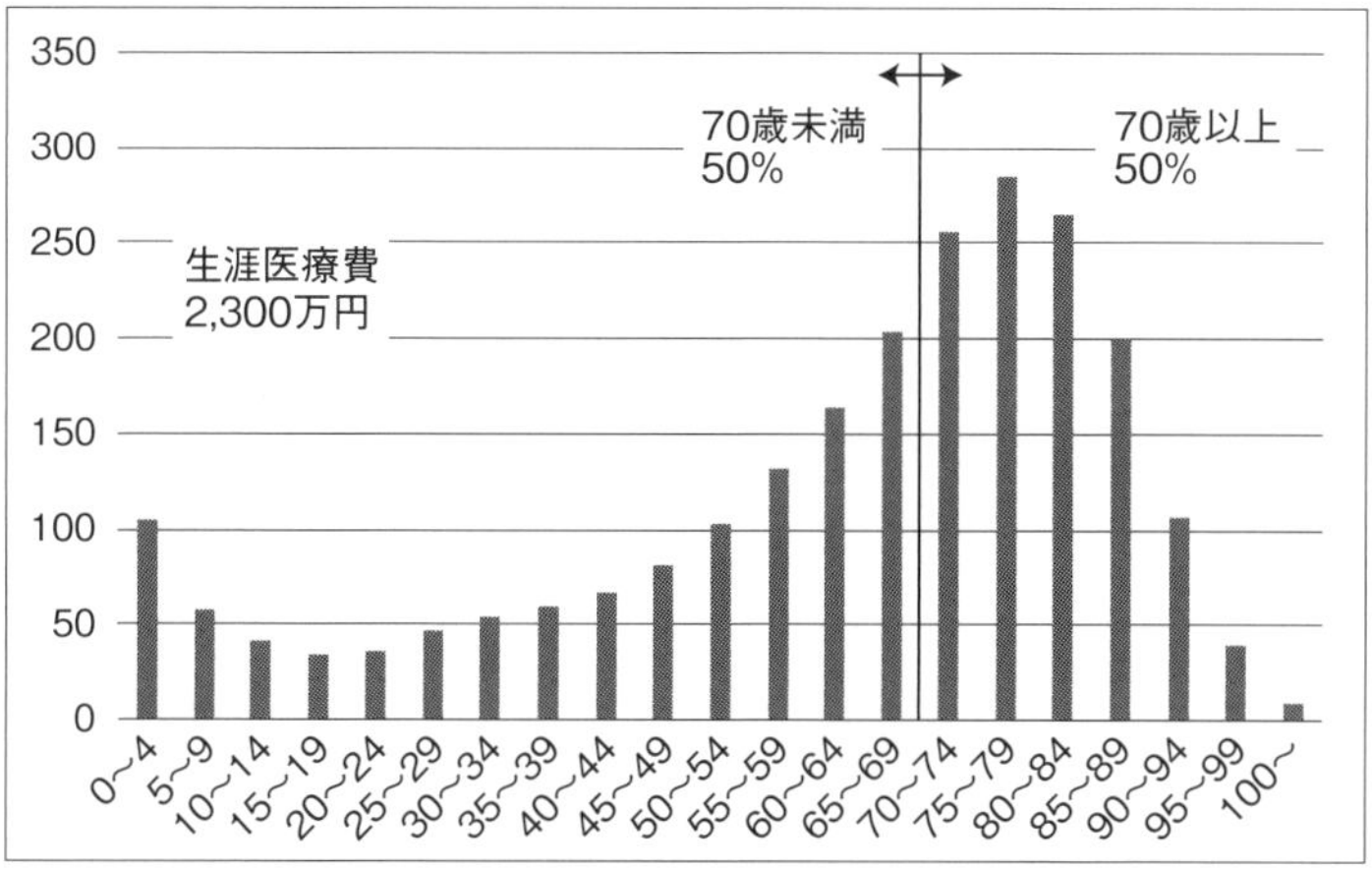

図2-3-2　生涯医療費（男女別）2009年度推計

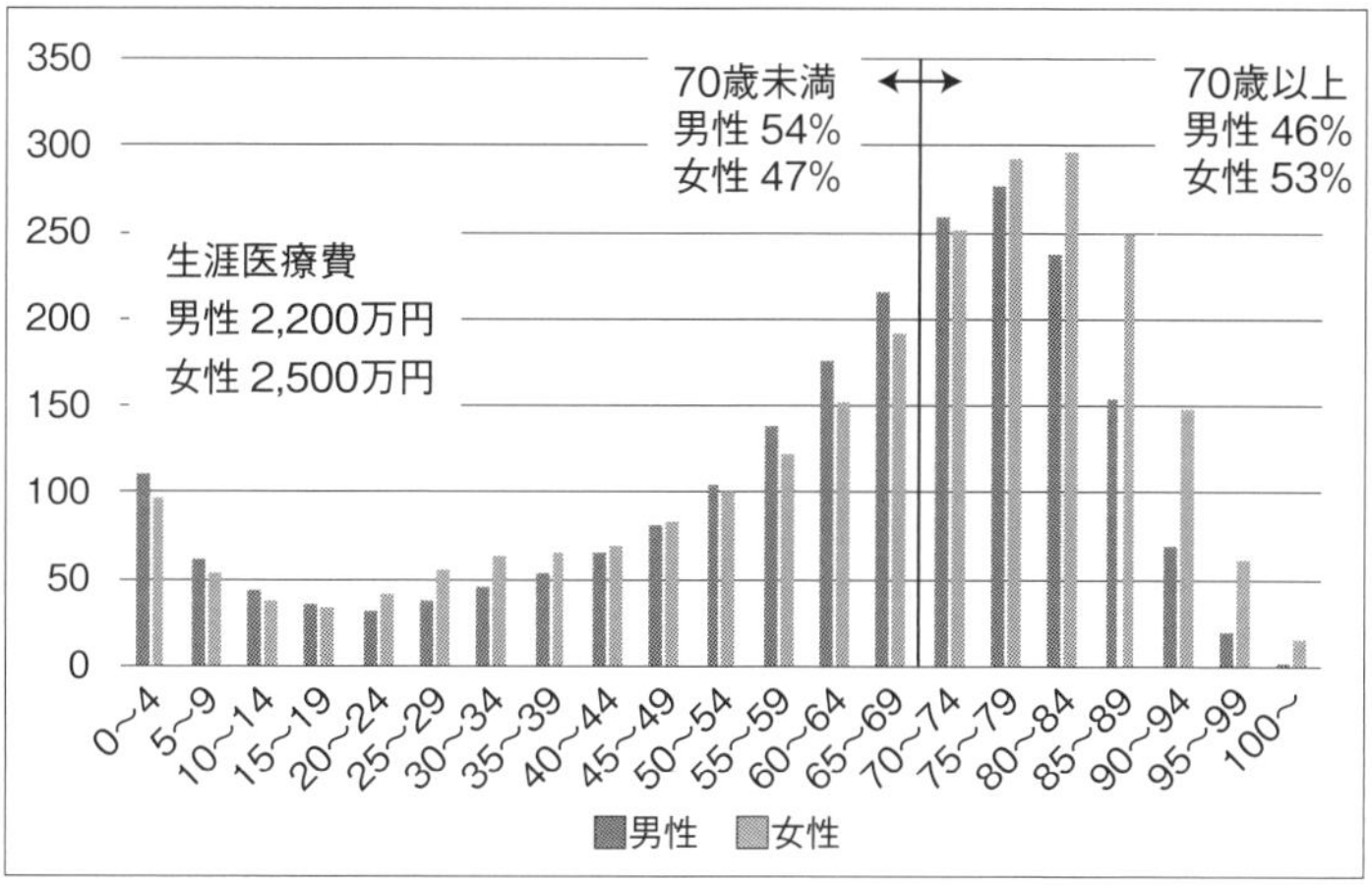

出典：厚生労働省保険局資料

ない、なにかダマされたような気がする。そこで喫煙を例に、もう一度健康の追求が何をもたらすのか見てみよう。

たとえば、「喫煙率が下がると病気が減って、医療費が減少する」ということがまことしやかに言われ、普通に信じられている。しかし、これまでの議論を禁煙に適応してみれば、これが全くの間違いであることがわかる。

喫煙率の低い女性において、七〇歳以上の医療費が高いことをみても、禁煙が医療費の抑制をもたらすなどとは簡単に言えないだろう。むしろ多くの男性が禁煙して女性並みの喫煙率になれば、女性の平均寿命に近づき、女性のように七〇歳以上でより多くの医療費がかかると考えるのが普通である。

禁煙が医療費を減らすという研究結果は多い。しかし、これは短期間に限っての話である。禁煙により短期的には医療費が減るかもしれないが、長期的に見ると高齢化につながり、最終的には医療費は増大するのである。

実際のデータを示そう。日本人の喫煙率はここ五〇年で半減しているにもかかわらず（図2－4）、医療費は減るどころか、増加している（図2－5）。それも倍増どころの話ではない。喫煙率の減少によって医療費が減るなどというのは、頭の中だけのイメージに過ぎないのだ。たばこによって削減できる医療費は、人口の高齢化による増加に比べればほとんど問題にならないレベルである。さらに禁煙によってもたらされる高齢化・長寿によって、長期的には医療費は増加す

図２−４　性別年齢別喫煙率の推移

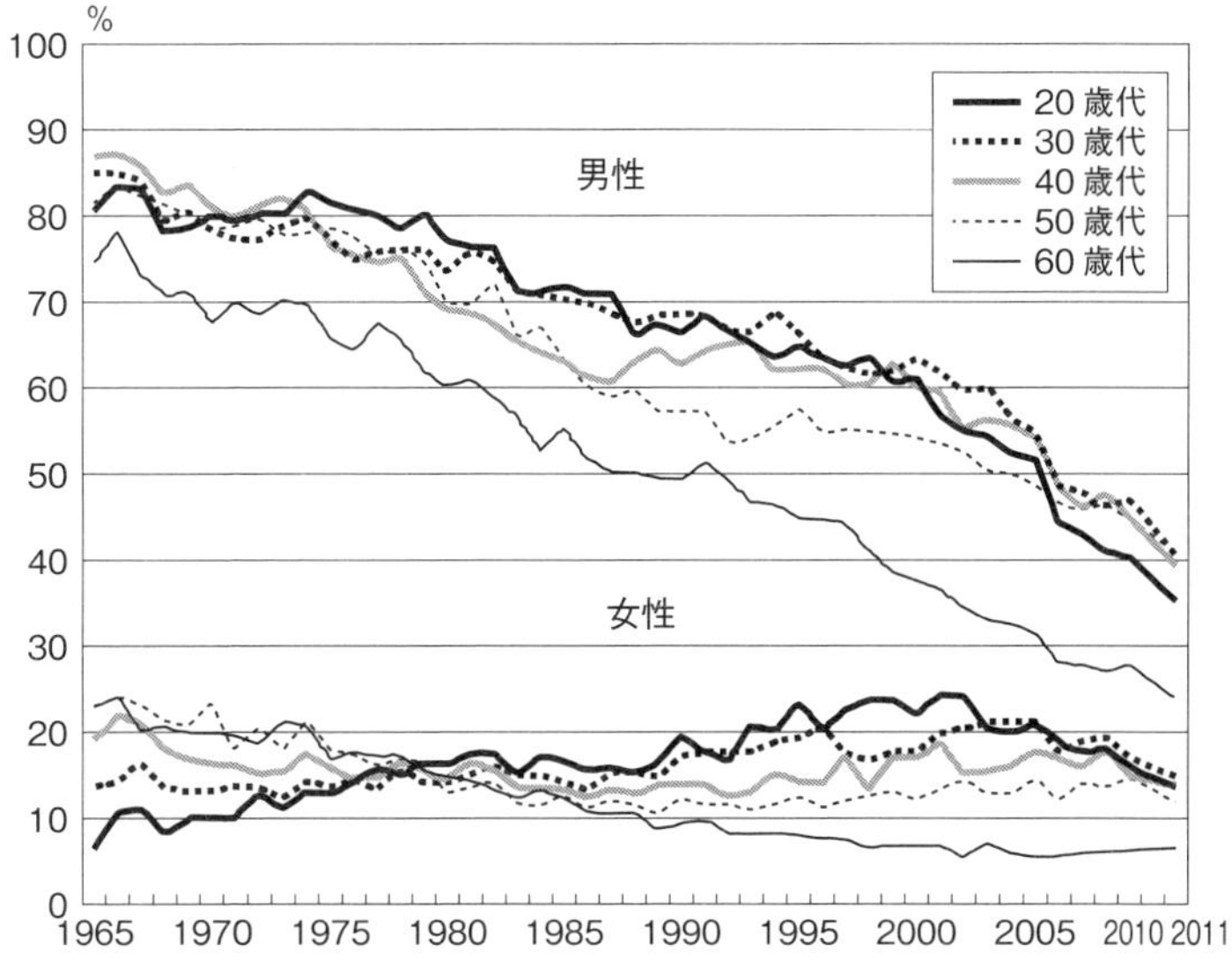

出典：厚生労働省「最新たばこ情報（日本専売公社、日本たばこ産業株式会社による調査）

るのである。これはデータが示す紛れもない事実である。

この先喫煙率が減少しても医療費が減ることはないだろう。仮に今後医療費が減るとしたら、それははるか未来の話で、人口構造が変わった時である。そして、それは禁煙によるものではない。人口構造が若年化すれば医療費は激減するのである。

残された対応策

長生きが幸福でないなら、いや、幸福どころか長生きが迷惑なら、解決策のひとつは長生きしないということである。それが最もわかりやすい対応策に間違いない。しかし、それでは身も蓋もないと言われる。そこでどうする

図2-5　国民医療費の年次推移

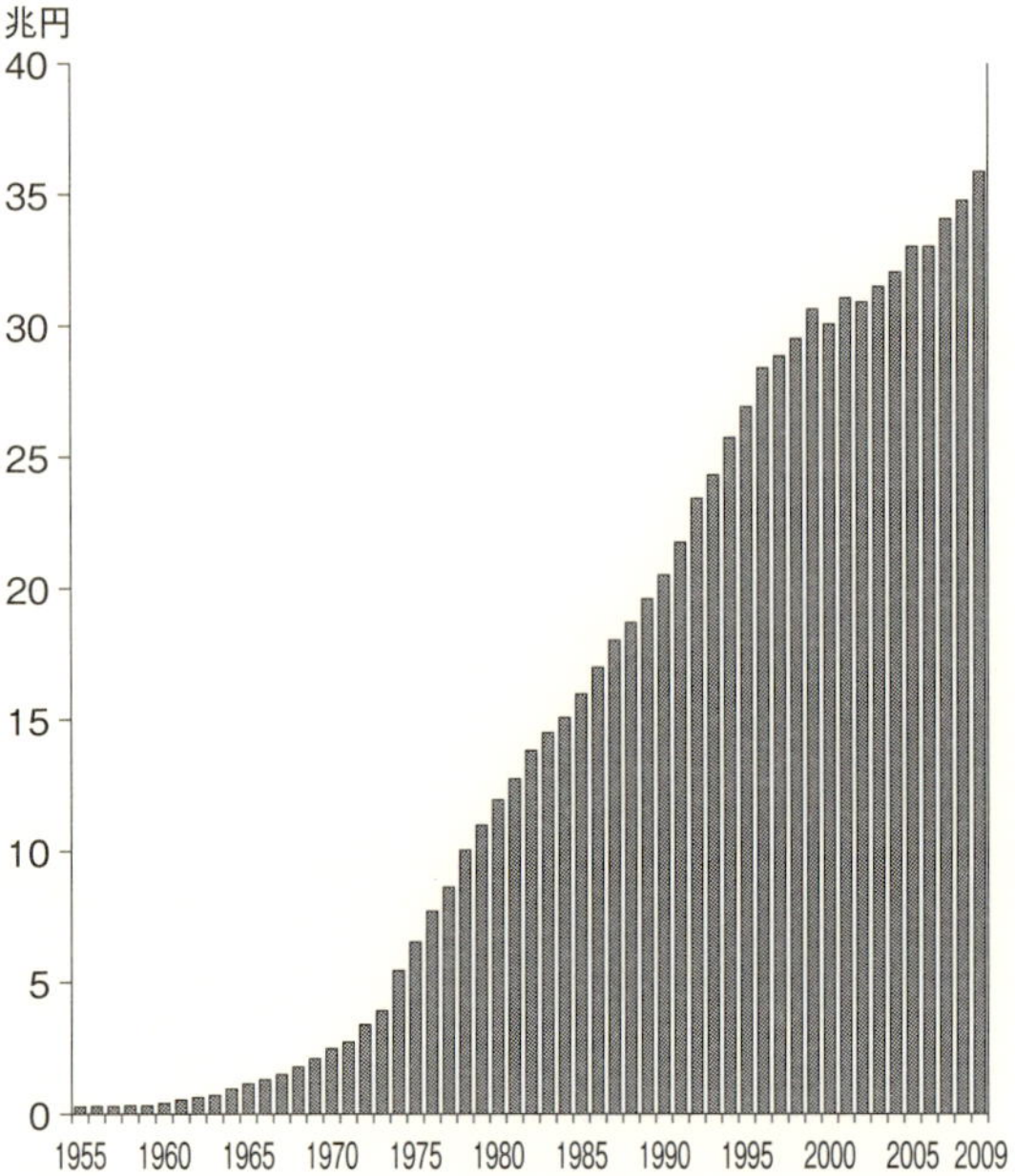

出典：厚生労働省統計一覧「平成21年度国民医療費の概況」

か。ここでは別のアプローチを考える。「長生きしないという対策は本当に身も蓋もないことなのか」、というアプローチである。

　長生きしないという対応策を現実的に考えてみる。これはとても危険な作業だ。寝たきりになったら生きる価値はない。寝たきりになったら早く死んだほうがいいという可能性を孕んでいる。これは何としてでも避けるべきことだと思う。寝たきりになったら生きる価値がないということは絶対にない。生きることには「無条件」に価値があり、どういう生き方に価値があるかという考えをとらない。この前提だけは決してはずしてはいけない。「無条件」な「生きる価値」。それについてはまだ何も説明していないが、第三部で徹底的に議論したい。

ここでいう「長生きしない」というのは、「無条件」な長生きしないという「選択」である。こういう長生きはいいけれど、こういう長生きはダメ、そういう優劣をつける考え方を徹底的に退けたうえでの「長生きしない」という選択。長生きしないことを「選択」するためには、それが絶対の条件である。

無条件で生きる価値を肯定しながら、無条件な選択として長生きを選ばないという生き方がありうるのか。これがここでの課題である。

ここまでは厚生労働省が提供するような日本全体を取り扱うデータを中心に見てきた。データが全体を示すという面もあるが、その全体が個別の患者に現れるという面もある。次項では具体的な患者について、長生き、幸福、選択について見てみよう。

二人の患者

ここで二人の患者に登場してもらおう（厳密には実在の患者ではないのだが、実際によく出会う患者の代表という意味で、実際の患者と考えていただいて支障はないだろう）。どちらも八〇代の男性、検診をきっかけに肺がんが見つかった患者さんである。

この二人は対照的な選択をした。Aさんは積極的に治療を受け、Bさんは一切の検査と治療を受けることなく、経過を追っただけである。

Aさんは、日常生活に特に不自由はなく、がん発見の時点で何も症状はなかったが、手術を避け放射線治療を選択した。治療により腫瘍はほぼ消失したが、放射線の影響による肺炎を併発し、呼吸困難が強くなりベッド上での生活になった。寝たり起きたりの生活で、外出は通院だけというような生活を続けていたが、治療後一年を経て、ほぼ寝たきりの状態で訪問診療を依頼、在宅医が訪問した。するとAさんは、いきなり次のように言った。

「なんでこんなになっちゃったのかな。前は一人で何でもできたんだ」

そして二カ月後、急激に呼吸困難が悪化し、救急車で搬送、治療を受けた病院に入院し、一カ月後に亡くなった。

Bさんも Aさんと同様、特に不自由なく日常生活を送っており、症状はない。検診の胸部X線写真で異常を指摘され、その後の精密検査で肺のCT検査を受けて肺がんの疑いという結果であった。この診断を聞いたBさんはこのように言った。

「もう十分生きました。別にがんであったとしても何もするつもりはないので、このまま放っておきたいと思います」

Bさんは、検診から三年を経た今でも元気に外来通院し、以前とほぼ変わらない生活を送っている。時折外来で胸部X線写真をチェックすると、当初直径二センチメートルほどだった腫瘍と思われる陰影は、今では五センチメートル以上になっているが、特に症状はない。

個別の文脈を捨て去る

Bさんの選択をどう思われるだろうか。八〇歳を過ぎれば、「まあ、そうかな」という人も多いだろう。男性の平均寿命を超えているし、あんまり無理をして長生きを求めるより、その日その日が楽に過ごせたほうがいいよね、なんて思うかもしれない。「あきらめる」という選択肢も、八〇代の患者さんなら同意が得られやすい。実際Bさんのように、がんを取り除いて健康を求めるより、がんであることを受け入れ、治癒をあきらめて自然に毎日を送る、そんな選択をする人は決して少なくない。

しかし、もちろんAさんのような人も決して珍しくないし、もっと徹底的にがんと闘う高齢者も多い。どれが正しい生き方か、そんなことはわかるはずもない。それぞれの人にはそれぞれの人生があり、歴史があり、事情がある。その一生は個別のかけがえのないものである。そう考えれば、ここから先は一般化することは不可能で、それぞれの患者の個別の状況ごとに判断するというのも、ひとつの方法である。患者個別の物語に迫ることで、何かを明らかにできたり、解決の道が見えてきたりする。この二人の患者では、一方はがんの治療をし、もう一方はがんの放置を選んだ。その選択の背景には個別の物語があるだろう。そういう個別の物語を重視するアプローチとして、「ナラティブ・ベイスト・メディシン」という方法も提唱されている。

ただ、ここではそういう方法はとらず、むしろいったん個別の文脈から離れたい。個別の情報ではなく、一般的なデータと照らし合わせて考えてみたい。もちろんそれもひとつの文脈ではあるが、あまり詳しくは取り上げられない文脈というところが私の関心を引くのである。

生存曲線再び

ここでもう一度最初に示した日本人の生存曲線に戻ってみよう。八〇歳といえば傾きが最も急峻な部分である。急峻であるということは、自分も含め、周りの同年代が次々と亡くなっていくということだ。八〇代の一〇年間で男性では七〇パーセント、女性では四〇パーセントが亡くなるということを、この生存曲線は示している（図2‐6）。この割合は、ある意味すさまじい。

さらに、年代別の死因の割合のグラフも、もう一度見てみよう（図1‐11、三六ページ）。八〇歳を過ぎれば死因はどんどん多様化する。がんを克服すれば心疾患で亡くなり、それを克服すれば肺炎や脳卒中で亡くなる。さらにそれを乗り越えても、結局は何かの疾患や老衰で死んでしまうのである。

がんと闘って腫瘍が消失したにもかかわらず肺炎で亡くなってしまったAさんも、その一人で

図2-6　生存曲線。80歳からの10年間で激減

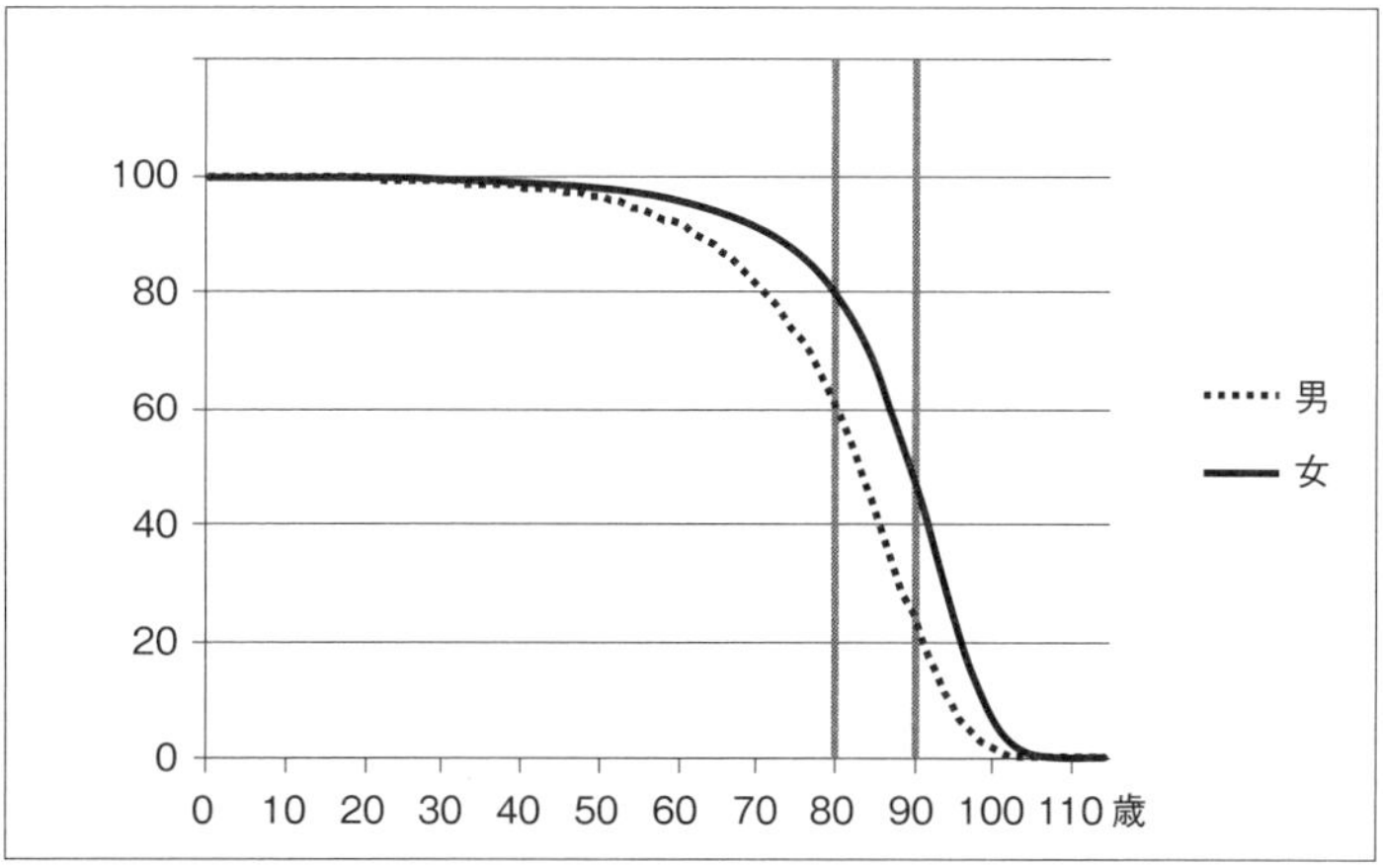

図1-1をもとに作成

ある。八〇歳の男性は九〇歳になるまでに七〇パーセントの人が亡くなる。AさんとBさんは、がんへの対応が命運を分けたと見なすことができる。もちろんそうである。しかし、必ずしもそれだけではなく、がんにどう対応しようが、結局は死んでしまうという面も現実なのである。Bさんは、がんを放置したにもかかわらず三年以上元気に生活している。だからといって、がんと関係なく、たとえば心筋梗塞で亡くなるというようなことも決して珍しいことではないのだ。

　このように、人の生死を問題にするときに、データと照らし合わせる作業は、ある種の抵抗感や、不快な気分を伴うと思う。生死の深遠は、集団を対象としたデータの数字やグラフから見えてくるものではない。亡くなっていく一人一人からしか見えてこないものではないか。そう

いう批判があるだろう。その通りだと思う。私自身も書いていて不快である。しかし、その不快を承知で、「何が起きているか」を、生き死にの問題とはそぐわない、個別の事情を考慮しない、生死を形式的に取り扱う、グラフや数字でも見てみたいのである。これは本書の基本的なスタンスでもある。文脈を切り離すことにもつながる。

今の日本で、生き死にの問題に、現実として「何が起きているのか」をできる限りニュートラルに確認することから始めたい。それは個別の人が対象になった時も同じである。「かけがえのない人生」、それに何の異論もない。だが「かけがえのない」という考えには落とし穴がある。その落とし穴について考えることに大きな解決の糸口があるように思うのである。

一人の人が、生まれ、生き、死ぬ、というのは、とてつもないことである。しかし、それをまずいったん棚上げしよう。個別の文脈は忘れよう。個別というときに、どうしてもバイアスがかかる。誇張したり、ある一面だけに焦点を当てたりなど、関心の高い部分だけに高い倍率がかかり、かえって現実をゆがめたりする、逆にそうでないところは倍率が下がってなんだか見えなくなる。

生まれ、生き、老い、病んで、そして死ぬということに、何のバイアスもかけずに、そこで何が起きているのかを検討できるかどうか。それが本書の挑戦である。そしてその手始めとして、健康・長寿を目指す生き方をいったん棚上げし、個別の文脈を捨て去って、世の中を眺めてみようと思うわけである。

現実を見る

ここまで、長寿が幸福であるとか、健康に気をつけることが医療費を減らすとか、当り前のように言われることが、決して現実を反映していないことを見てきた。むしろ、データはそれと反対であることを示している。データだけでなく、個別の患者においても、そういう例があることも見た。

「健康に気をつけて長寿を達成し、幸福になる」というような考え方は、現代において、「酒を大量に飲み続けて健康な生活を送り続ける」というようなことより、さらに荒唐無稽な考えかもしれない。かつては、そういう時代があったのだが、長寿が達成された今は、もうそういう時代ではない。

本書の冒頭に戻ろう。健康になりたいという欲望は、酒を飲みたいという欲望に対して、正当な欲望と言えるのか。必ずしもそうではないのである。

それをもう一度、典型的な患者で示しておこう。

五〇代の独身男性。親はすでに他界しており、親の遺した家に一人で住んでいる。若いときから酒好きで、四〇代でアルコール性肝障害を発症。それでも大酒を飲み続け、医者にかかることなく亡くなった。死後の始末さえ人に頼んでおけば（そういう業者がある）、それは最も世の中に迷惑をかけない生き方かもしれない。本人も好きな酒を好きなだけ飲んで死んだのだから本望だろう。

しかし、「そんなの幸せじゃない」と思う人は多いに違いない。では、こんな生き方はどうだろうか。

肥満があって血圧が高いので医師の指導を受け、甘いものを我慢して減量した。常に健康を気づかい、禁煙外来に通って禁煙に成功。その後も毎回健診を受け、高血圧の治療をしながら長生きしたが、晩年は介護が必要になった。この人は、多くの医療費を使い、手厚い介護を受け、それにもかかわらず、最後に「甘いものを食えなくて不幸な人生だった」と言って死んでいく。家族も死んだ後になって「好きなものを存分に食わせてやればよかった」と後悔する。自分も、自分以外の人たちも不幸ではないか。

健康・長寿を手に入れたいという欲望が、必ずしも大酒を飲みたいという欲望より正当なものであると言えないことは、もう多くの読者の皆さんにも明らかだろう。健康にありたい、長生きしたいという欲望と、早死にしても酒を飲みたいという欲望は等価なのである。その欲望がどういう価値を持つかは、欲望自体ではなく、それ以外の要素が決めるのである。

それ以外の要素とは、ひとつには個別の事情である。もうひとつは社会的・公共的な事情である。まずは基本的人権と公共の福祉というような二分法を基盤に考えてみよう。

健康に気をつけて長生きするのも、大酒飲んで早死にするのも、どちらも個人の事情に過ぎない。そう考えることはたやすい。どちらも個人の欲望に過ぎないと考えれば、である。逆に、どちらも社会的な視点から考えることもできる。前者には「他人に迷惑をかけたくない」という社会性があるし、後者には「他人に迷惑をかけてもかまわない」、あるいは「俺がどう生きようが他人からとやかく言われる筋合いはない」という非社会性を見ることができる。

しかし、そうとも言い切れない。前者は迷惑をかけたくないと言いつつ、たくさんの医療費を浪費する非社会的な欲望かもしれない。後者はむしろ医療費を使わないという社会的貢献であるかもしれない。そう考えることは決して難しくはない。

現実を見よう。私たちが生きている世界は、長生きが幸福、健康が幸福、そんな単純な世界ではないのである。個別の事情を犠牲にして、健康に気をつけて周りに迷惑をかけないようにしようという公共的な気持ちが、個人の事情だけでなく、公共的な利益にまで害を及ぼしているかもしれない。逆に、個人の事情を優先し、大酒くらうような生き方が、社会にもかえって利益をもたらすかもしれない。

われわれは、もはや欲望の対象だけを見て、価値が決められるような世界には住んでいない。それは個人的な価値という視点でも、公共的な価値という視点でも同様である。個人の文脈と公共的な文脈とを、明確に区別することはできないのである。健康を目指すことで向かっているのは、健康でもなく、幸福でもなく、医療費の減少でもなく、全く別の方向かもしれない。

個人個人は健康を志向し、社会もそのような人ばかりを支援する。そこは明らかなように思われる。しかし目指す方向がわからない。どういう価値観に基づいて健康を志向しているのか、はっきりしているわけではない。そういう視点で見ると、現状だって決してわかりやすいものではない。

それは逆に言えば、世の中の価値観が変われば、酒を飲みたいという欲望が正当であったり、長生きできないことが価値を持つことになるかもしれないということである。一見理不尽と思われる、そうした価値観の世の中を想定することだって、決して無理ではないということだ。事実医療費という視点から見れば、そのほうが社会全体にとって有利な面があるのを否定できない。

個人的な事情、社会的な事情という時、どうしても社会的事情が、個人の事情に侵食する。そういうことが避けがたい。健康に気をつけないといけないと思う老人は、まさにそうであるし、実は大酒飲みも、個人の欲望ではなく、社会の事情によるものかもしれない。飲酒欲を刺激するアルコール類のコマーシャルは、タバコの広告とは好対照でいまだ野放しである。これはまさに社会の事情ではないか。両者の区別が困難だというのはそういうことである。

現代は、個々の欲望と世の中の欲望との区別がつかなくなっている。そして、それがはっきりとは意識されていない。ここに問題がある。

個々の欲望とは、きっと「長生きしたい」というような単純なものではない。同様に「早死にしたい」というようなものではない。もっと混沌として一筋縄ではいかない、わけのわからないものだろう。それに対して、社会的な価値観、公共の福祉というのも同様に単純ではない。むしろ、社会的な欲望、公共の欲望と呼ぶべきものかもしれない。そして、後者の社会的な欲望は往々にして個人個人の欲望にすり替えられて、深く隠されている。その隠されたものをあぶりだすべく、現実を見よう。

第三章
健康、寿命、幸福を詳しく把握する方法

現実とは何か

本書では現実を取り扱いたいと思っている。何が起きているのか、できるだけ厳密に記述したい。我々の前にある現実をできるだけ包括的に記述したい。「厳密に」、「包括的に」というのがキーワードである。

ここまで何度も、「現実」はこうだというようなことを書いてきた。その時の「現実」とはなんだろう。ここにはまだ「厳密に」も、「包括的に」もない。今の世の中に起こっていることを、データを見ながら記述しただけである。本章では一歩踏み込んで、現実を「厳密に」、「包括的に」記述したい。

前項の最後に「現実を見よう」と書いた。この「現実」とは何か。「見よう」というのだから、

見えるものなのだろう。見えるものに対してあえて「見よう」というのは、意識して見なければ見えないからではないか。見えているような、見えていないような、わけのわからないもの、「現実」はそういうものとして我々の前にある。

現実とは何か。人それぞれが見ているものが「現実」だ。ところが逆に、個人が見ているものなど「現実」ではないということもできる。すべての人に共通しているものこそが「現実」のはずだ。そうとも言える。

しかし実は、いずれも同じようなものかもしれない。個人個人であろうが、すべての人であろうが、「現実」だと信じているものが絵空事であったりする。たとえば、生活習慣が悪化して病気が増えている、健康に気をつければ病気にならなくて済む、禁煙をすれば医療費が下がる、というようなことが、個人においても社会全体においても「現実」として信じられているが、それは個人個人の頭の中だけにある単なるイメージやそのイメージの集合体に過ぎない。

個人個人のイメージと言いつつ、それが多くの人に共有されることにより、単なるイメージがさらに強固な「現実」となる。多くの「現実」は、それぞれの人にとっての「現実」であると同時に、多くの人が共通して「現実」と見なしているものだ。個人的な現実と社会的な現実に境目があるわけではなく、それらはなだらかにつながっている。どちらも見えざる現実から、はるかに遠いところにあったりする。

「現実」とは、常にかぎかっこが付いたものでしかありえない。本書の「現実」は、すべて「絵空事」と置き換えても、別に問題はないのである。常に見えていない部分があることを考慮しなくてはいけない。どこまで行っても全部は見えていないのだという謙虚さが必要である。

その謙虚さを基盤に、まずはデータと「現実」を対比させてみる作業を前章までで行ってきた。データと突き合わせて新たに見えてきたものは確かにあるわけだが、それですべてが見えたわけではない。見えていないものは、あくまで見えていない。そういう意味では、見えていないものをどこまで考慮しようとも、見えたものだけが「現実」だと言うしかないのがまさに「現実」で、むしろそれが普通である。見えないものを考慮するといっても、見えないものをどう考慮するというのか。かぎかっこを外した現実など、カントの「物自体」の世界のようなものだ。永遠に見えないし、考慮しようがない世界がある。データもまた全体のほんの一部を示しているに過ぎないのである。そういう認識論的な基盤だけは、共有しておきたい。

個人個人の「現実」も、社会に共有される「現実」も、データが示す「現実」も、すべてかぎかっこを外すことはできない、限界のある「現実」である。その限界を押さえつつ、それぞれの「現実」間のギャップに焦点を当てながら、「現実」をより「厳密に」、「包括的に」描き出すフレームを示すのが本章の目的である。

二分法の「現実」

健康⇕病気という二分法で現実をとらえることはできない。それはもう現実とは呼ばないようにしよう。これは絵空事である。

「健康は健康、病気は病気と明確に分けることができ、健康に気をつければ病気にならない」というのはあまりにナイーブな考え方である。しかし、それがどうナイーブなのか、明確に示すことは必ずしも簡単ではない。健康に気をつけても病気になることはあるよね、というのは簡単だが、それもまたナイーブの域を出ていない。

「健康に気をつければ長生きできるし、長生きできれば幸せになれる」というのも似たようなものである。いまや、多くの人がどうやらもうそんな風にはいかないということに気づき始めている。それは「現実」ではないのではないかと。しかし、医療の現場はとりわけ遅れており、健康や長寿を目指すという方向性に、今のところ大きな変更はない。緩和医療などやや特殊な領域では、長生きを目標としない幸福の追求という方向性が明確にあるが、あくまでまだマイナーである。

後《おく》れた医療界のなかでも禁煙医療はその典型で、特に後れた領域であるといえる。禁煙をすれば健康になって幸せになれる。そういう超ナイーブな人たちが集団となって、社会のあちこちでいろいろな発言をしている。しかし、禁煙すれば健康になれる「部分」がある、それだけのことである。

これは原初の医療が本当に役立つものになりつつあった時代の形態である。禁煙医療の現在は、そういう前時代的な方法論であり、今の「現実」を自覚するにもまだ相当な時間が必要だろう。

永久に気が付かない可能性もある。

繰り返しになるが、現実全体を把握することはできない。常にその一部がとらえられているに過ぎない。「現実」は、見る人の関心があるところのみに光が当てられているのである。あるいは、その時代に関心の高い分野が問題になるだけである。そうした関心に囚われていると、さらなる長寿を達成する以外に幸福を得る手段はないのだと行き詰まってしまう。行き詰まるのは、見えていない部分があまりに多いからである。

ここまで私自身が書いてきた議論も、「現実」の一部をとらえているに過ぎない。ここまででとらえられていない「現実」というのがどんなものであるか、それをとらえるためにはどうしたらよいのか、それを検討するひとつの方法を紹介しよう。

長寿と幸福の全体を眺める

前章までで、長寿を実現したにもかかわらず、幸福になったとは言えない現状を示し、その解決策は長生きを捨てることにあるというひとつの方向性を提示した。しかし、本当にその方向でいいのかどうか、十分な説明はできてはいない。「無条件の生の価値」とか、「無条件の選択」とか言ってごまかしてきた面がある。

ここまで示したのは長寿と幸福を考える部分に過ぎない。全体ではない。それが説得力を欠く大きな原因だろう。そこで、その「全体」を示すことで、これまで示してきた方向性が妥当であ

表3－1　長寿と幸福の関係

		幸福	
		+	−
長寿	+	a	c
	−	b	d

ることを確認したい。

では、長寿と幸福の関係について、その「全体」を概観しよう。もちろんこれも厳密には全体ではないのだが、かぎかっこも面倒になってきたので、以後は外して記述する。

全体を概観する上で、二分法でなく、四分割に整理して考えるのが有用である。表3－1を見てほしい。長寿が達成できたかどうか、幸福であるかどうかで四分割表を書き、それぞれのマスにアルファベットを当てただけのものである。しかし、この単純な表が長寿と幸福の関係の全体を明らかにしてくれる。

時間軸に沿った分析

原初から近代までの医療は、長寿を達成し、それによって幸福をもたらしてきた。これは表でいうａの部分である。それ以前には長寿を達成できず幸福になれなかった多くの人がいた時代がある。これはｄの部分にあたる。そしてここまで取り上げてきたのが、長寿を達成したにもかかわらず幸福になれなかったｃの部分である。さらにそれ以外にもう一グループある。長寿を達成できていないにもかかわらず幸福な人たちｂである。そしてこの部分は前章で長寿を達成したにもかかわらず幸福になれない人たちに対し、その現状を打破するために目指すべき方向として提案した部分である。

つまり、長寿と幸福の関係は、まず長寿を達成できず不幸な人たちに焦点が当てられた時代があり、続いて、長寿を達成し幸福を目指して医療が進歩してきた時代がある。そして今はどういう状況にあるかというと、長寿であるにもかかわらず幸福になっていない人に焦点を当て、長寿を実現しなくても幸せになる道を目指すという方向である。

この四分割表を使わなければ、多くの分析は、「医療によって達成された長寿により多くの人が幸福になったが、現在は長寿であるにもかかわらず幸せでない時代が到来しつつある」ということになるが、これは四つのパートのうち二つしか検討していない。これではまさに、部分に過ぎない。「長寿を達成できないために不幸な時代」がそれ以前にあり、「長寿でなくても幸せを実現できるような生活を目指す」というのが、次の可能性を示している。

しかし、この順番は実は循環的なものである。長寿でなくても幸せな時代というのを一番最初に置くこともできる。その中で長寿を実現する人が現れて、長寿でない人が不幸に感じたり、長寿になりたいと思ったりする。bから始まりd、そしてaにつながる、そういう連環である。

長寿と幸福の関係を時間軸で見る場合、この四つをサイクルとして、ぐるぐる繰り返されているうちの一時点を見ていると考える。サイクルとしてとらえる見方はこの二つの関係を見るうえできわめて重要な情報を引き出すきっかけになる。

実際の経時的な分析

上記に沿って、医療が出現する以前から医療のこれまでを記述してみる。医療がなかった時代、大部分の人間は早死にで、大部分は自分の短いながらの人生を受け入れて生きていた（b）が、その中でもう少し長く生きられたらと望む人たちがいた（d）。そこへ医療が登場した。医療の進歩によって、大部分が長生きする世界が実現し、多くの人が長生きによる幸福を実感できる日々を過ごしていた（a）。しかし、その中で、長寿にもかかわらず幸福になれない人たちが現れた（c）。その中のあるものは、さらなる長寿による幸福を目指した（a）。あるものは、長寿とは別の幸福を求めるようになった（b）。

この先に予想されることは、iPS細胞など再生医学の進歩で、さらなる長寿による、さらなる幸福を実現するものが再び出現する時代というのがひとつだろう。その道筋は、これまでの医療の進歩の延長上にあり、比較的想像しやすいし、すでに多くの人が取り上げている。しかし、その先には、それでも幸福になれない人たちが出現して、再度このサイクルが繰り返される。これでは無限ループである。

やはり、これ以上の長寿を望まずに幸福を実現しようとするにはどうしたらいいのか、それについて検討するほかない。これは医療が進んだ現代では荒唐無稽な問題と思われるかもしれないが、この四分割表で考える限り、どうやっても避けがたい、徹底して考えなければならない問いなのである。

ここへきて、前章の対応策として取り上げた「長寿を望まずに幸福を実現する方向を模索する」ということの必然性が明らかになった。

時間軸に沿った分析の落とし穴

人は進歩という考え方に慣れているので、時間軸に沿って考えると、「だんだん良くなる」という見通しを抱きやすい。先の例でいえば、この分析をサイクルとして考えず、医療が進歩して、長寿を達成することがゴールであるという考え方である。これでは四分割表を使う意味がまるでない。

こうした長寿の達成＝幸福がゴールというような考えは、あまりに楽観的すぎる。ゴールはない。時間軸で見れば諸行無常である。同じ問題が入れ替わり立ち替わり現れるだけなのだ。だんだん進歩していくわけではない。ぐるぐる回るだけなのである。

しかし、このぐるぐる回ることで、思考が止まらずに済む。長寿＝幸福というようなゴールを設定することは、ある面では思考停止にほかならない。

この思考のぐるぐるまわしが、自らの遠心力でその軌道から離脱し、どこか新しいところへ飛んで行ける道を拓く、そのような妄想を抱く。しかし案外それは妄想ではなく、次の一時点での分析法で実現されるかもしれないのだ。

一時点での分析

多くの健康問題について、この構造は普遍であるように思われる。先ほどはまず時間軸に沿って示したが、この表はある特定の一時点を考える時にこそ威力を発揮する。時間は様々な混乱を招く。時間を止めたほうが誤解も少ない。そもそもこの表に時間はない。一時点での分析では、時間を軸に考える時のように、ゴールを設定してしまうような間違いは起こらない。この分析にゴールはない。ゴールはないが、今何が起きているかは、この一時点の分析でこそ明らかになる。

それでは、この一時点の分析法を用いて、医療現場の現状に沿って長寿と幸福の関係を再び分析してみよう。現在の一時点をとってもa、b、c、dそれぞれに対応する人たちがいるが、まずは医療者側の立場で、医療機関の現場に限定した状況を分析してみよう。

表3-1　長寿と幸福の関係（再掲）

		幸福	
		+	−
長寿	+	a	c
	−	b	d

1　医療機関で

医療従事者が対象とするのは、医療機関を受診した人である。そのうち医療現場の人が関心を持つのは、医療によって長寿を達成し幸福を実現した人aと、医療を受けたにもかかわらず長寿を達成できず幸福になれなかったdである。医療のおかげで長寿を実現して幸せになった人aは、医療者が最も満足を感じる人たちである。

dは医療機関にかかりながら、残念ながら早く死んでしまい、幸福を手に入れられなかった人たちである。この人たちは医療の進歩への希望を駆り立ててくれる。こうした患者さんがいるから医学が進歩するのである。

しかし、他の二つはどうだろうか。cは医療機関を受診し長生きしてもなお幸せでない人たちで、元気にもかかわらず幸福になれず、一般に医療現場で嫌われる人たちである。bの人たちは、健康上問題があって早死にしたにもかかわらず幸福な人で、多くの場合こうした人たちは、医者に関心を持たれることは少ない。

当然医者は、aとdばかり見ている。すると、医者がどういう行動を取るかは明らかである。dの人をaへ引き上げようとするのである。dからaの達成は、時間軸の中では大きな成功を意味し、あたかもそれが医療のゴールであるかのようにとらえられるが、それはaとdばかりを見ているからに過ぎない。

bとcに属する人の存在を知れば、そんな呑気なことは言っていられない。dからaへ引き上げるつもりが、cへ行ってしまうこともある。あるいは、わざわざ医者が引き上げなくても、患者自らがbへ行って満足を得るかもしれないのである。

2 医療機関を離れて

医療機関にいると、長寿を得ないでも幸せになれるという選択肢を見失ってしまう構造がここにはある。さらに、医療機関にかかってなお幸福になれない人たちのことを忘れがちであることも明らかになった。

今度は医療現場から離れてみよう。もう少し一般的な分析である。経時的な分析の時と同様、長寿を達成しそれによって幸福をもたらしてきたグループａ、長寿を達成できていないにもかかわらず幸福なグループｂ、長寿を達成したにもかかわらず幸福になれなかったｃ、長寿を達成できず幸福になれなかったグループｄの四つである。

医療現場を離れても人々の関心は似ている。長生きして幸せだった人（ａ）、短命で不幸だった人（ｄ）に注目が集まりやすい。短命にもかかわらず幸福な人（ｂ）、長生きにもかかわらず幸福でない人（ｃ）は、何か例外的なこととして人々の関心から除外されてしまうことが多い。ここに注目すれば最初に示した対応策の道が開けてくるにもかかわらず、である。

なぜこういうことになるのか。医療機関から離れたところでも、多くの人は医療に関心があるからである。何もせずに長寿が手に入るとは思えない。長寿を達成し幸福を手に入れるａのグループに入るために、短命で幸福になれないｄに入るのを避けるために、医療を受けることが必要だと考えるからである。

医療から離れても医療に対する関心が大きいということを大雑把にとらえれば、医療はかなり信頼されているとも言える。なぜなら、医療が信頼されていなければ、ａとｄへの関心の集中は起こらないからである。つまり、そこには医療を受けることで幸せになれる、医療を受けないと幸せになれないという、医療に対する信頼という前提がある。

ところが実際には、そんな前提はないのである。さらに、その前提がｂとｃを隠蔽してしまう。医療は信頼できるとは限らない。ａのグループの人がすべて医療機関にかかっているとは限らないし、ｄのグループのなかにも実は医療機関にかかっている人がかなりいる。ｂとｃも医療機関にかかっている人が多いが、かかっていながら無視されていることが多い。

それでは医療機関にかかっていない、医療に関心がないという人たちはどんな人か。そういう人たちは、幸せがそもそも長寿や健康と関係がない。それとは別のことが幸せにつながっていると考えている人たちであろう。

そうなると長寿に関心がある限り、医療に対する無根拠な信頼を背景に、大多数はやはりｄを避けようとａに吸い寄せられていく。医療に対する無根拠な信頼を抱かないことや、長寿に関心がないということが、この問題から逃れるひとつの道筋なのである。

医療に対し、信頼できるとか信頼できないということはどうでもいいことがわかるであろう。むしろ信頼することで見えなくなる部分があるし、信頼しないことで見えてくる部分もある。重要なのは、信頼しているとどう見えるか、信頼しないとどう見えるかということである。医療機関を信頼しないということは、それはそれで大きな問題を引き起こすが、長寿を目指さなくても幸福になれるという道を照らしてくれる、ひとつのきっかけとなる。

現場とはどこか

何かの映画であったように、「事件は現場で起きている」が、現場とはいったいどこか。医療機関は現場なのか。私見では、医療機関は現場ではない。どういうことか。医療現場はそもそも全体ではないし、医療現場に限定した全体という視点で見ても、医療現場で見ているのは所詮aとdなのである。多くの医者は自分自身の現場のことすら、半分ほどしか知らないのである。現場というからには最低限四分割表の四マス全部がそろっていることが必要であるし、さらに全体というなら、医療機関にかかる、かからないにかかわらず、この四マスを考える必要がある。すぐれた臨床医はそういう視点を持っている。広い現場を視野に入れているのである。

aとdが現場と思っている医師は、医療の役割としてdからaへという方向以外のアイデアがない。それは世界一の長寿を達成したという意味では大きな成功を遂げたが、その反面、bとcの存在をより曖昧にし、それに気が付く医者がほとんどいないという状況を作ったのかもしれない。さらに医療現場以外の現場というのは医者にとってないに等しい。そして、このaとdしかない医療の世界こそ現代の医療の基本構造である。医療を受けないとひどいことになるから、医療を受けて健康を手に入れ、幸せになろう。それは部分にしか過ぎないのに、あたかも全体であるかのように取り扱うのが現代医療である。

医療現場の認識不足を補うためには、長寿を達成できなかったにもかかわらず幸福を得た人たち、長寿を達成したにもかかわらず幸福になっていない人たち、この二つを常に付け加えて対応する必要がある。さらには医療機関にかかっていない人たちがどんな人かも考慮に入れる必要がある。自分の目の前にあるのは、自分の関心がある現場の一部に過ぎないことを肝に銘じなくてはならない。

二分法だけでなく、四分割も捨てる

ここで、読者の皆さんに問いかけよう。長寿とは何歳からを言うのか。さらに健康と不健康の境目、幸福と不幸の境目は、どこにあるのか。ここまでその境が明確であるかのように、表の中に、「長寿＋」、「長寿－」とか書いてきたが、それはいったい現実を表しているだろうか。現実世界では、長寿の人とそうでない人を明確に分けることなどできない。それこそ現実を表していないことは明らかだ。

両極端な長寿、短命の例

長生きかどうかの境界を考えるうえで、まずはその両極端を考えてみよう。出生直後に死んだ新生児と一二〇歳まで生きた人、どちらが長寿でどちらが短命か。両極端をとれば明らかだ。

しかし本当にそうか。もう何年も前のことだが、新聞で読んだ記事を思い出す。習慣性流産のため妊娠途中で死産を繰り返していた女性が、何とか出産したが、出産直後に赤ちゃんは死んでしまった。母親であるその女性自身はこう書いていた。

「今まで生きて生まれることがなかったけど、今度の子供は生きて生まれてくれました。こんなに長く生きてくれた子供に感謝したいと思います」

新聞記事が印象に残るというようなことはほとんど記憶にないが、この記事だけは、事あるごとに思い出す。残念ながら元の記事は手元にない。私の記憶だけが頼りなので、細かいところは正確ではないが、私の記憶にはその印象が鮮やかに残っている。

今度は逆の例を考えよう。小学校の国語の教科書に載っていた「心に残る言葉」に書かれていたような気がする。九五歳で死んだ植物学者の牧野富太郎が死に瀕して言った言葉だと記憶している。

「私はまだ死ねない。まだやり遂げなければいけない仕事がある」

出産後すぐ死んでしまったわが子に十分長く生きてくれたと満足し、九五歳でもまだ時間が足りないと満足できない。出産後すぐ死んでも長寿、一〇〇歳近く生きても短命、そういう場合もあるのだ。

「長さ」だけを表すコトバ

世の中にはたくさんの言語があって、大小を表すコトバがひとつしかなく、どちらを表すかは使う状況によるので、その場でしかわからないという言語があるらしい。

ここではその状況を日本語で再現して、ひとつの思考実験をしてみよう。例として「ながかい」というひとつのコトバが、文脈の中で長いか短いかのどちらかを表すという状況を設定して考えてみる。

新生児で亡くなってしまった子供の人生は「ながかい」。

一二〇歳まで生きた人の人生は「ながかい」。

ごく普通にとらえれば、前者は「短い」という意味で、後者は「長い」という意味である。何の問題もない。本当にそうか。どちらのコトバが現実をよりよく表していると言えるか。私たちの大部分は、「ながかい」というコトバをとても不便に感じるだろう。「ながかい」を常に「長い」か「短い」のどちらかに変換しなくてはならない。それなら最初から「長い」、「短い」と分けて言えばすむことだ。

これは、コトバが進歩するなかで、「ながかい」という未分化なコトバが、「長い」、「短い」というコトバに分化した、ということだろうか。もちろんそういう変化があったに違いない。それが自然な流れだろう。しかし、その全く逆の動きもあるような気がする。つまり、「長い」、「短い」では表せないことがあるから、「ながかい」というコトバがあとになって発明されたという流れである。そして、今そのようなコトバが求められている。そう思うのである。

あるいは、どちらが先かということなど問題ではないかもしれない。すべてのコトバが横並びで成立するような言語が、より進化した言語なのではないか。

「長い」、「短い」というコトバが便利な世の中というのは、たとえば「長い人生は幸福」、「短い人生は不幸」というような単純な世の中ではないか。四分割表で「長寿で幸福：a」と「短命で不幸：d」しか見ないような世の中では、この二分法的なコトバがはるかに便利だ。しかし、「長寿でも不幸：c」、「短命でも幸福：b」という部分を考慮しなくてはいけない複雑な世の中になると、「長い」、「短い」だけでは目の前で起きていることを表現できない。さらにそれに何か付け加える必要がある。

「ながかい」というコトバは、「長い」か「短い」のどちらかを表すようなコトバではない。それ以上のことを含むコトバとして位置づけることができる（図3－1）。ここでは「ながかい」というコトバをそう位置づけよう。ただそれ以上という時に、いったい何がどう付け加えられているかは今の時点ではよくわからない。

「寿命」というコトバにつなげて

それでは、「ながかい」と「長い」、「短い」を使って寿命を具体的に記述してみよう。まず、「ながかい」から「長い」、「短い」が分化したときにどのようなことが起きたのか。

「寿命がながかい」という表現から「寿命が長い」、「寿命が短い」が分化したとしたら、そのときに起こっていることというのは、「ながかい」という広い概念から「長さが重要だ」という価値観を取り出したということだ。「ながかい」の時点では、「寿命」という概念について、長さはその属性の一部に過ぎず、まだ混沌としたものとして「寿命」がある。そこへ寿命は長いことが重要だという価値観がもたらされた時、寿命の「ながかさ」が、「長い」と「短い」の両極に分化した。

医療の歴史というのは、ある意味この寿命の「ながかさ」が「長い」と「短い」の両極に分化し、ひたすら「長い寿命」という方向に価値をおいて進んできたものと言えるだろう。太古、医療が存在しなかった時代には、短い寿命も長い寿命もただ受け入れるしかないもので、それを区別することに意味はなかった。ただそこには「ながかさ」があるということは認識されていて、そ

図3－1　二分法によらないコトバ

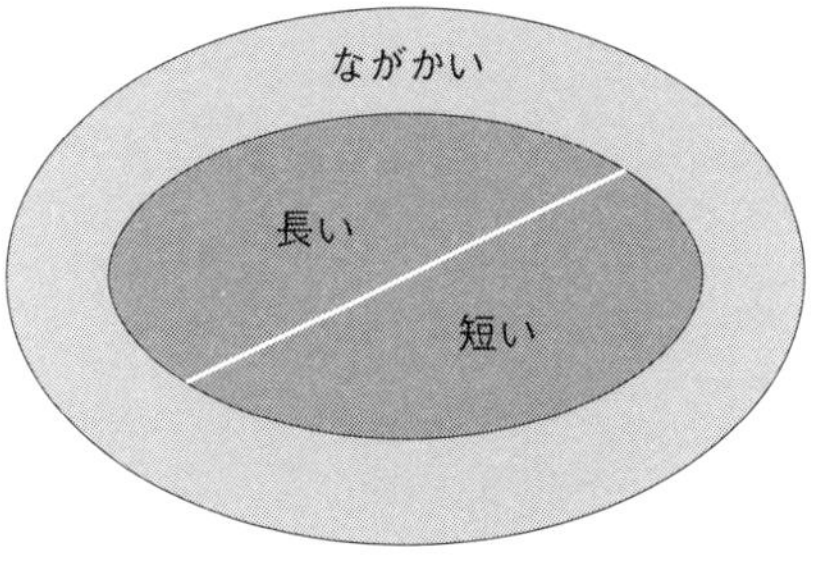

れが「寿命がながかい」という形で表現されていた。あるいは表現すらされていなかったかもしれない。そこに子供を早く失った母が悲しみ、長生きをした長老があがめられるという世の中になるにつれ、長く生きたいという願いが医療の進歩をもたらした。その延長上に今の世の中もある。

しかし、医療が進歩した現在において、九五歳でまだ人生が短いと言い、生まれてすぐ亡くなっても十分生きたということがありうるのである。寿命というのは長さの問題ではない、「長い」「短い」を超えた何かがあるのだと。そう書くと、それはまさに当たり前のことであって、新しいことは何も述べていないと思われるかもしれない。しかし、その「長い」「短い」を超えた何かを再度記述することが、今まさに必要とされていることではないだろうか。

「長い」ことに価値を置いた時に見失ったものは何か。次の課題はそこにある。この時真っ先に浮かぶのは、長生きの質である。しかし質を扱ったとしてもより質の高い健康を目指し、より質の高い幸福を目指すことは、「高い」という一方向を目指す以上、結局長寿を目指して行き詰まったのと同じ限界に突き当たるだろう。

ここでは、ひとまず「ながかい」から「長い」と「短い」が分化する以前には、長かろうが短かろうがそれぞれの寿命を「受け入れる」しかない状況があった。そうだとすれば、「受け入れる」ことこそ、今の時代に生きる我々が取り戻すべきものではないだろうか。

ここを入り口にして、さらに寿命、健康、幸福の問題についての考察を進めていきたい。

「長い」「短い」から再び「ながかい」へ

「天寿を全うする」という言い方がある。この言い方は、様々な場面で使われる。新生児が生まれてすぐ亡くなっても「天寿を全うした」と言うし、一〇〇歳で亡くなっても同様だ。一〇歳、二〇歳、三〇歳、四〇歳、五〇歳、六〇歳、七〇歳、八〇歳、九〇歳と、何歳で死んでも「天寿を全うした」と言うことができる。ここでは長さを問題にしながら、長さに関係なくひとつのコトバで表現するというアクロバティックなことが行われている。

「長生きした」、「短命だった」と言うのではなく、「天寿を全うした」という言い方は、「長い」、「短い」から「ながかい」へという方向のひとつの具体例を示しているようにも思える。

「天寿」というコトバには、寿命はあらかじめ天から与えられたもので、人が何とかしようと思ってもどうにかできるものではない、受け入れるしかないという思想がある。しかしここにもまた別の問題が生じる。受け入れるしかないというと、先の四分割表では、長寿じゃなくても幸せというところに固執することになり、それでは医療が全く進歩しない世の中を作ってしまう。結局は受け入れられない世の中になるだろう。

受け入れるだけではだめなのである。乗り越えなくては。しかし、乗り越えるだけではだめなのである。受け入れなくては。

二分しながら二分法を無化する方法

本書では、二分法を徹底することで、その二分法を手放し、無化していく。降圧治療で脳卒中を予防できる／できない、がん検診でがん死亡が予防できる／できない、というようなことを例に進めていくことになる。

そして、これまでがそうであったように、様々な医療に関する情報を二分法で吟味し、その二分法を無化することにより、全体を乗り越え、受け入れることを模索する。乗り越え、受け入れるために、本当に情報が必要なのかどうか。それもわからない。不十分な情報は、有害かもしれない。少なくとも四分割表の四つのマスを網羅するような情報が必要である。しかし、四分割表で見失うものも多い。その見失うものをも、二分法を無化しながら、再構築する。

そんなことが可能かどうか、わからない。わからないが、次章以降で挑戦してみたい。

文脈の問題

こういう分析を示すと、それは「現実の文脈による」と言う人がいる。ある文脈では短い人生でも幸せである。ある文脈では長生きでも不幸である。現実の文脈を無視して、理屈だけで考えても現実を見ることにならない。確かにそう考えやすい。しかし、その現実こそ、何かの文脈にとらわれた現実の一部しか見ていないことだ、ということをここでも繰り返さねばならない。

文脈で決まるというのは、実はその場で優先される価値観を取り出すということでもある。文脈は無数にある。どの文脈を選ぶかというのは重要ではあるが、それによって解決の道を閉ざす面がある。

むしろこれは文脈と呼ばないほうがいいかもしれない。寿命を例にとれば、文脈のない寿命なんてない。常に何かの文脈のもとで寿命を把握するしかない。寿命というのは文脈を含む概念である。その一例が「ながかい」という造語で考えたことでもある。

個々の価値観に基づいて重要と思われる文脈を取り出し、その文脈に沿えば、個別の判断ができ、結果が好ましくないものであっても受け入れることができると思うかもしれない。たとえば、実の母が一〇〇歳で存命しているとしたら、自分は母親より先に死ぬわけにはいかない、できるだけ長生きしようと頑張るだろう。そういう生き方でいいのではないか。しかし、それは文脈によって決まるというより、文脈により決めるほかないということではないか。いくら母が長生きでも自分は別なのだと、文脈を捨てる選択肢だってある。

ここで強調したいことは、むしろ価値観を捨てるということである。文脈から自由になるということである。

文脈は選択肢を奪う

実は文脈で決めればいい、というのは選択肢を奪うやり方だ。文脈を考慮して、個別の状況を勘案し、個別の決断が可能になるというのが一般的な考え方かもしれない。しかし、それには大きな誤解がある。

文脈とは恣意的なものである。文脈を考慮するということは、四分割表のいずれかにフォーカスしてしまうことである。かつて短命だった時代には、長生きを目指すことが受け入れられやすい文脈であっただろう。しかし、世界一の長寿を達成した後まで、その文脈を引きずった結果が、長生きが幸福につながっていないという、ある意味で悲惨な日本の状況を招いたのではないだろうか。

現実を見るためには、むしろその文脈がどうして取り出されたのか、なぜその文脈が実際の決定に一番大きな影響を持ったのか、そちらの方が大事である。文脈によって見失ったものを、文脈からいったん自由になることで取り戻す。それもまた本書においてきわめて重要な立場である。

第二部

予防・治療のウソ

第四章
高血圧と脳卒中

ここまでに述べたことを簡単に確認しておこう。

健康を追求すると、結局は長生きに行きつく。しかし日本においては今、長生きの追求は行き詰まっている。世界一の長寿を達成してもなお、さらなる長寿を目指し、そのためにかえって満たされず、いつまでたっても幸福にはなれない。

さらなる健康や長生きの追求だけが問題解決の方法ではない。むしろ健康や長生きを追求することが新たな問題を生んでいる。健康や長生きを追求しないことで解決が図れるかもしれない。ただ、それは相当アクロバティックなことに思える。

そこで四分割表を使ってみた。健康＝善、病気＝悪という二分法を支えている価値観を取り出し、それをいったん捨ててみる。つまり、長生きや健康が第一という文脈から自由に考えてみる。そんな方法を提示した。

そこから見えてきたものは、長寿で健康を目指してきた世の中の次には、長寿でないことを受け入れて幸せに生きる。そういう世の中が再びめぐってくるかもしれないという、意外な希望である。これまでは寿命について、「長い」「短い」という属性を抽出し、長い方にのみ価値を置いてきたが、これからは、その時に失った他の価値を再び取り戻し、寿命全体を「長い」「短い」とは別の視点で眺めてみることが必要である。さらに健康⇕不健康、幸福⇕不幸というような二分法にこだわらずに現実を見ていくことである。

そこでここからは、第一部で示した方法を使って、高血圧やがんなどの医療において、現在何が起こっているかを具体的に検証していこう。

高血圧の何が問題か

今や日本の高血圧の患者数は二〇〇〇万人とも三〇〇〇万人とも言われる。「高血圧は避けるべき状態である」。「高血圧は悪である」。そういう情報を知らない人はいないだろう。ところが、どうして避けるべきなのか、どこが悪なのかについては、誤解が多い。現実をとらえるという意味では、そうした誤解も高血圧の一部である。ここでは誤解も含めた高血圧の全体像を、できるだけ厚く記述したい。何が誤解で何が誤解でないかはいったん無化して、高血圧をめぐる現実を虚心に見つめてみよう。

実際、何が誤解で何が誤解でないかはよくわからないのだ。高血圧は悪であるとも言えるし悪でないとも言える。一方が絶対的に正しく、もう一方は絶対的に誤りであるということはない。どちらの言説も誤解を含んでいる。しかし現代は、「高血圧は悪である」という情報が支配的なので、どうしても悪であるという認識の中のウソと、悪でないという認識の中の真実にフォーカスするような記述になるだろう。

「高血圧は悪のウソ」「高血圧は悪でないの真実」と言っても、それは私自身の「高血圧は言うほど悪者ではない」という部分に焦点を当てたいという、恣意的な関心に基づくものである。

高血圧についての「一般的な」情報

まずは高血圧についての一般的な情報を提供したい。私がここで「一般的な」事項として書こうとしていることは、おそらく一般的ではないだろう。世の中に流れる高血圧に関する情報は、高血圧の現実の一部を全く見ていないからである。

高血圧とは血圧が高い状態だが、高血圧そのものが悪いわけではない。高血圧の人は基本的に何も症状がないのである。血圧が高いと体の調子が悪いという理由で血圧の薬を飲んでいる人がいるかもしれないが、血圧の薬を飲んで体調が良くなるかどうかは、わかっていない。そのような研究はないのである。

最初に確認しておきたいことは、高血圧に伴う症状を改善するために高血圧の治療をするのではないということである。高血圧に関係する症状は多くの場合、その症状の結果として血圧が高いのであって、血圧が高いことが原因でその症状が出ているのではない。たとえば、ひどい肩こりで血圧が高いという場合、血圧のせいで肩が痛いわけではなく、肩が痛いから血圧が上がっているのである。

こうした誤解の背景には、血圧が高いと、すぐさま体に異常をきたすのでは、という心配がある。それは、ひとえに高血圧が悪である、という考えに基づいている。何か具合の悪いことがあれば、とりあえず血圧のせいにしてみるというようなことが起きているのだ。この状態をまず四分割表で分析してみよう（表4－1）。

表4－1　高血圧と症状の有無の関係

		症状（肩こりなど）	
		+	−
高血圧	+	a	c
	−	b	d

「高血圧と症状のあるなし」から高血圧を分析する

ここでは時間軸に沿った解析は行わず、一時点だけの解析を行う。

aの「症状があって血圧が高い」というのは実は高血圧とは限らない。まずは症状を取ることで血圧が下がるかどうかを確認することが重要である。治療が必要な高血圧は、cの「症状がなくて血圧が高い」人たちである。

b、dには差し当たり高血圧はないのだが、肩こりがある人の中には、それが血圧のせいではないかと恐れ、血圧を測り続ける人たちがいる。また、症状もなく血圧が高いといわれたことすらない人も、いざ血圧が高くなった時になるべく早く気づくように、日常的に測ったりしている。

ここでは「高血圧は悪」が大前提である。とにかくあらゆる人が高血圧を恐れ、血圧が高くない人まで、bからaへ、dからcへと、いずれ移っていくのではないかという不安にさらされる構造がある。もちろん、この構造には、一人でも多く、少しでも早く、高血圧患者を発見するという面がある。医療はそのためにあるのだから、この構造になんら問題はないと考える人も多いだろう。しかし、先ほども述べたように、症状がなくなれば血圧が下がる人もおり、aからdへという流れもある。また、医療機関で計測すると血圧が高いのに、自宅で測ると正常値、という人たちもいる。その場合は、cではなくてdに入るだろう。実際、医療機関で測ると、緊張して普段よりも高い血圧が測定されることがある。これを「白衣高血圧」という。ちなみに、「白衣高血圧」は偽《にせ》の高血圧で治療の必要はない。医療機関での測定だけに頼って高血圧と判定すると、dの人をcと誤認するという間違いも起こりやすい。こういう複雑な事例はなかなか表に現れにくいが、重要なポイントである。実際の臨床の場では、症状が取れてしまえば血圧が下がる人たちや白衣高血圧の人たちに毎日のように出会う。

「高血圧が悪」という大前提の背景には、高血圧を見逃すくらいなら、高血圧でない人に薬を出した方がまだましというような医療機関の考え方があるのかもしれない。以前、血圧の薬を飲んでいる患者さんの一人に、「血圧の薬を出された時に、血圧が高くなくても飲んでおいた方がいいんですよと言われたのですが、本当でしょうか」と訊かれたことがある。これは先の推測を裏付ける事実かもしれないが、もしかすると、医療機関がただ患者を増やして儲けようとしているだけかもしれない。

四分割表から得られた情報をまとめておこう。

・高血圧として治療が必要なのはｃである
・症状がある高血圧ａはまず症状を治療することを優先する
・ｂは症状を高血圧の結果と考える必要はない
・ｃの中には医療機関だけで血圧が高い白衣高血圧が混じっている可能性がある

外来で患者さんにこれだけの情報量を説明するのはなかなか難しいが、四分割表を使えば比較的すっきり伝えられるかもしれない。とはいえ、外来で四分割表を使ってのんびり説明している暇すらないのが日本の医療の現状である。

一般の人たちに流れるのは、「高血圧はただ怖い」という情報だったり、「高血圧なんて放っておけばよい」という主張だったり、両極端である。しかし、雑駁さにおいて、どちらも似たようなものだ。高血圧の現実はそれほど単純でない。

それでは、さらに詳細に、高血圧の現実を見ていこう。

症状のあるなしの境目

次に症状のある／なしの境目について分析を試みよう。

かつて血圧を測ることすらなかった時代には、体の調子が悪いからといって、それを血圧のせいにすることはなかった。そもそも高血圧に起因する症状という発想は、血圧を測るようになって初めて出現した問題である。「高血圧は症状がなくても血圧が高い人たちのことを指す」という定義からすると、症状と高血圧を結び付けて分析するということ自体、ある意味ナンセンスである。これも、「高血圧は悪」という前提に関係していると思われる。高血圧の患者にしてみれば、悪なのだから何か体に異常が出るに違いない、と思い込む。いくら医者が外来で「高血圧の症状があることは少なくて、症状は血圧とは別に考えたほうがいい」と説明しても、誤解を解くことは難しい。難しいので、ついつい「その肩こりは血圧のせいかもしれませんね」と言ったりする。こういう現実も血圧と症状を切り離せない状況に関係している。

そして高血圧が重要視されればされるほど、軽微な症状を高血圧と結び付けやすくなっていく。四分割表でいえばｃからａへという大きな流れができる。そして、ある症状を問題視する閾値が下がり、外来を訪れる人がどんどん多くなっていく。こうした傾向は「高血圧が悪」という認識が行き過ぎたために、かえって不安だけを増やしてしまう危険性があることを示している。

高血圧患者を一人残さず見落とさないようにしようとすると、本当は心配がない症状の人まで不安に陥れるという問題が起きる。このことを認識しておく必要がある。高血圧に関する今の医療は、害の部分への対応が非常に遅れている。不安のような曖昧なものを害とはとらえないのが一般的なのかもしれない。国民が不安になってもかまわないから、とにかく高血圧を見逃すな。それが現代の高血圧に対する医療の基本コンセプトである。

これは案外根深い問題である。そもそも高血圧自体には症状がなく、症状がないことが発見の遅れにつながる。しかし、多くの人に高血圧の可能性を意識してもらうためには、「私は高血圧ではないか」という不安を感じてもらうのが手っ取り早い。ただ何も症状がない人に不安を感じてもらうのは困難である。どうにかして不安を感じて血圧を測ってもらうようにしないといけない。スタートは、多くの人が血圧には関心がない、ということであったと予想される。その後何がどうなったかはわからないが、今やみんな血圧に関心があり、血圧が高いかどうか不安である。「とりあえず何か異常があれば血圧を測る」というような行動がいつの間にか普通になっている。これは高血圧対策成功の結果でもあるのだ。

多くの人が高血圧のために何か症状があるかのように勘違いをし、できるだけ軽微な症状まで拾い上げて高血圧と結び付けて問題にするのは、誰も高血圧に関心がないときにはきわめて有効な方法であった。しかし、いったん高血圧に対する関心が高くなると、それがむしろ害に作用する。今さら血圧と症状の関係は重要ではないと言っても、なかなか通用しない。

この種の誤解を解くためにはいったいどうすればよいのか。これも、高血圧に関する医療の大きな宿題のひとつである。

高血圧と正常血圧の境目

次に高血圧と正常血圧の境目について考えてみよう。

私が医者になった三〇年ほど前、高血圧といえば収縮期血圧一六〇mmHg以上であったが、それが二〇〇〇年に一四〇になった。最近では高血圧の基準がテレビコマーシャルにまで取り上げられ、「一三〇mmHg以上は高血圧です」といった情報が喧伝される。高血圧学会の高血圧治療ガイドラインでも一三〇mmHg未満が正常血圧と定義されている。さらにガイドラインでは「至適血圧」という区分があり、そこでは一二〇mmHg未満に設定されている。境目は変化し、その値は、どんどん厳しくなる方向にある。

四分割表でいえば、基準が厳しくなることにより、bからa、dからcという流れができることになる。

この基準の変更理由を解き明かすことが本章の重要な目的だが、結論を急がず、徐々に解明していこう。

二〇〇〇年に厚生労働省が行った第五次循環器疾患基礎調査（表4－2）によれば、五〇歳代の人の上の血圧の平均値は一三五mmHg前後で、高血圧治療ガイドラインの一三〇という基準に照らし合わせて過半数が高血圧と判定されるというわけである。各年代を合計した全体でも血圧の平均も一三〇を超えており、全体の過半数が異常な血圧と判定されてしまう。一二〇という

表4－2　性別年齢別収縮期血圧の平均値

	30～39歳	40～49歳	50～59歳	60～69歳	70歳	計
男性	124.5	131.2	138.4	143.1	147.0	138.3
女性	114.5	124.5	133.4	141.3	146.2	132.8
計	118.2	127.1	135.4	142.2	146.6	135.1

出典：厚生労働省統計、第五次循環器疾患基礎調査（2000年）より作成　mm Hg

基準が全体の平均値をはるかに下回る数字であることは、さらに驚くべきことかもしれない。同じ年齢で比べたとき、以前より大幅に脳卒中の発生率が下がっていることを考慮すると、なぜ血圧の基準をこれほど厳しく変更する必要があるのかよく理解できない。

この基準は、今後さらに厳しくなる可能性がある。あとで示すように、高血圧と脳卒中の関係を見ると、ある値から急激に脳卒中の危険が高まるわけではない。一方で、血圧が低ければ低いほど脳卒中の危険は低い。一三〇ｍｍＨｇよりも一二〇、一二〇よりも一一〇で脳卒中が少ないことが、これまでの研究により明確に示されている。この研究結果に基づいて、そのうち一二〇以上は高血圧です、という日が来ないとも限らない。もちろんそれには妥当な面があるのだけれど、妥当でない部分も多くある。この問題は、血圧と症状の関係から導けるものではない。血圧と脳卒中などの合併症との関係を検討する中で明らかになる。

そこで次項では、高血圧と脳卒中の関係について見ていこう。

高血圧と合併症の関係

高血圧と脳卒中や心筋梗塞、心不全などの合併症との関係については多くの研究があり、それがまとめて分析されている（図４－１）。まずそれらの研究結果の一部を検討してみよう。

グラフに上の血圧と脳卒中の関係を示す（*Lancet* 2002; 360: 1903–13.）。ここからは四分割表よりはるかに詳細な情報が読み取れる。脳卒中の死亡率も血圧も連続的な変数なので、本来ならこの

図４－１　血圧（収縮期）と脳卒中リスクの関係

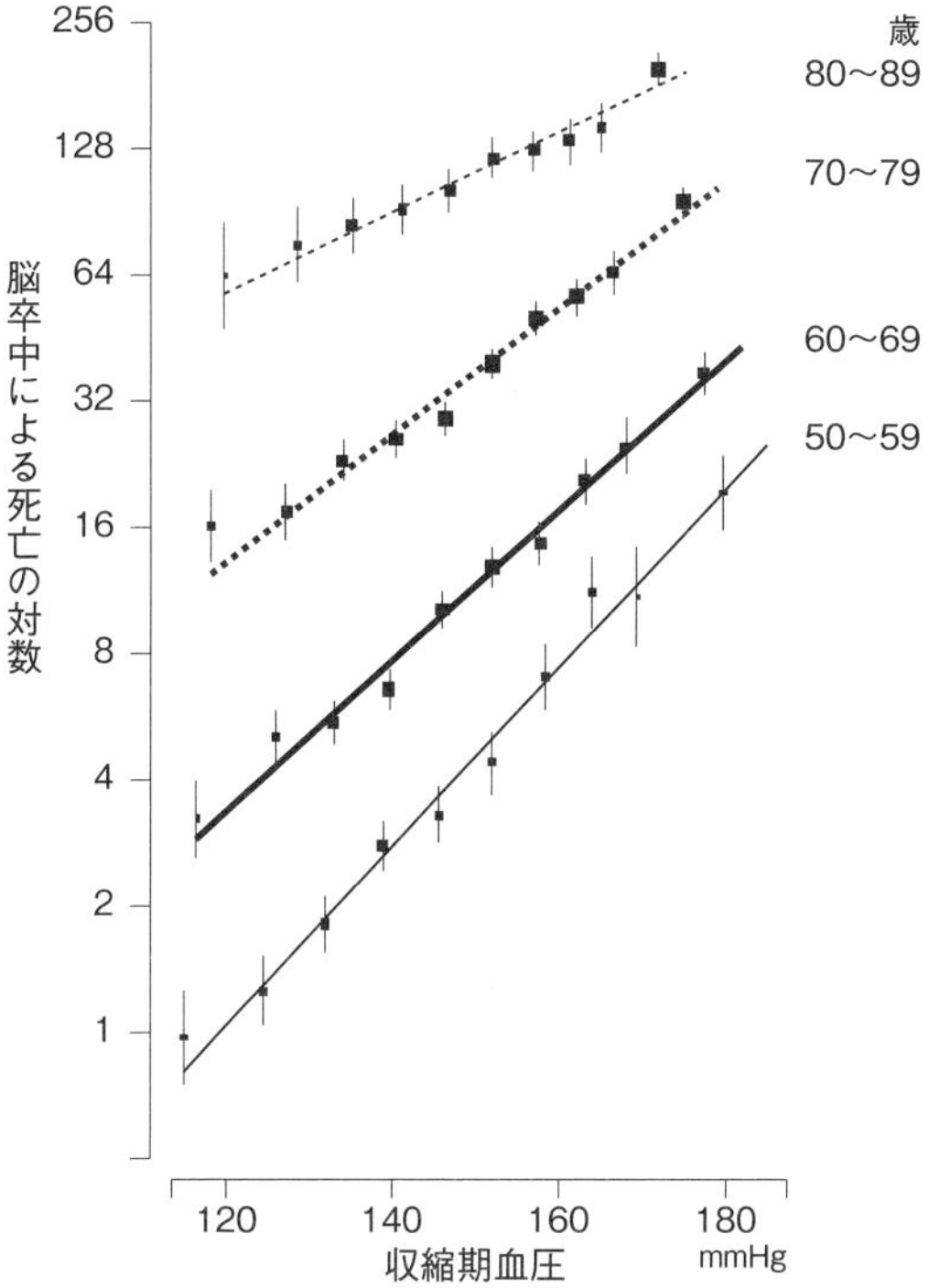

出典：*Lancet* 2002; 360: 1903–13. より作成

ようなグラフで示すのが適切である。四分割表は、これらの連続的な変数を大雑把に二つに分けた便宜的な解析方法なのだ。

グラフの縦軸が脳卒中による死亡の対数で、横軸が上の血圧である。この二者の関係が一〇歳ごとの年齢別で示されている。このグラフが示すものを最も端的に表現すれば、「血圧が高いほど脳卒中の死亡が多い」ということになる。しかし、ここには大きな落とし穴がある。グラフは血圧と脳卒中の関係のほんの一部を示したものに過ぎないし、そのグラフをたったワンフレーズに切り取った「血圧が高いほど脳卒中の死亡が多い」という表現は、そのまた一部分しか表していない。グラフを単純化した読みでは、四分割表ほども現実をとらえることができない。

グラフの見た目のわかりやすさにとらわれず、さらに詳細な検討を加えてみよう。

グラフから境目を読み取る

まずは五〇歳代のグラフに注目しよう。上の血圧が一二〇mmHgあたりの脳卒中死亡の危険を一とすると、血圧一八〇mmHgの人は一六倍も脳卒中死亡の危険が高いということを示している。これは大変なことである。この関係は直線で示されているが、縦軸が対数軸のため、実際は血圧が高くなればなるほど、より急激に脳卒中死亡の危険が高くなる。一四〇mmHgと一二〇mmHgの人との差と、一六〇mmHgと一八〇mmHgの人との差を比べれば、血圧差は同じ二〇mmHgであるにもかかわらず、脳卒中の危険の差は後者のほうがはるかに大きい。ここには「高血圧は悪である」ことが、最も端的に現れている。

　高血圧と正常血圧の境目はどうだろう。このグラフからは、その境目がないことが明らかである。高ければ高いほど脳卒中の危険は高くなる。ある値で急に脳卒中の危険が高くなるわけではないのである。これは逆に言えば、血圧が低ければ低いほど脳卒中の危険は小さいということになり、できるだけ血圧を下げようという方向が間違っていないことになる。だから以前一六〇だった高血圧の基準が一四〇になり、一三〇になり……というように、どんどん下がってきたのである。さらに一三〇から一二〇へ、一二〇から一一〇へと下げていったとしても、それはこのグラフからすればそれほど突飛なことではない。高血圧と正常血圧の境目は、グラフから見る限りどこにでも適当に置くことができるのだ。そして、実際にその境目は適当に置かれ、一六〇、一四〇、一三〇と変わったのである。これらの数字に科学的な裏付けがあるわけではない。いずれも恣意的な境目に過ぎない。

　血圧には境目などない。境目は、医者の頭や患者の頭の中にある、バーチャルなものでしかないのである。

　二つの指標を連続的な数字として見ることができるグラフにより、四分割表ではわからない高血圧と正常血圧の境目のあいまいさが明らかになる。しかし、グラフはグラフで見落としているものがある。次はそこに注目しよう。

五〇歳代の高血圧と脳卒中の関係——四分割表を使って

ここで再び四分割表を使って分析してみよう（表4－3）。

仮に健康飲料などのテレビコマーシャルで言われている基準を採用して、一三〇mmHg以上を高血圧、一三〇未満を正常血圧としよう。

aは高血圧で脳卒中になる人、bは血圧が正常値であるにもかかわらず脳卒中になる人、cは血圧が高いが脳卒中にならない人、dは血圧が正常値で脳卒中にもならない人である。

a、b、c、dがそれぞれどのような割合か大雑把に見てみよう。五〇歳代の男性であれば上の血圧の平均が一三〇くらいであるからa＋cとb＋dがそれぞれ五〇パーセント程度である。自治医大のグループが報告している脳卒中の頻度を参照すれば（*J Epidemiol.* 2008; 18(4): 144-50.）、五〇歳代の脳卒中の頻度は正常血圧で年率〇・三パーセント程度、一三〇以上の高血圧患者でその三倍とすると、年率一パーセント程度である。これにより五〇歳代二〇〇〇人をa、b、c、dに振り分けると、表4－4のようになる。

血圧が高いほど脳卒中の危険が高くなることに違いはないが、一年間に脳卒中を起こすかどうかで見ると、高血圧の有無に関係なく大部分は脳卒中にはならないのである（c、d）。もちろん一〇年間というタイムスパンで考えれば、脳卒中を起こす率はこの一〇倍ほどになるわけだが、それでも全体の九〇パーセントは、血圧に関係なく脳卒中にはならないということがわかる。

年齢層ごとの変化

ここで再びグラフ（図4－1）に戻って、年齢層ごとの直線を見比べてみよう。高齢になるにしたがって、直線の傾きは水平に近づいている。これは高齢になるほど血圧と脳卒中の関係が弱くなるということである。先ほど見たように五〇歳代では血圧一二〇に対し、一八〇では一六倍危険であったが、八〇歳代になると、たかだか二倍のリスクになるに過ぎない。

では次に、八〇歳代血圧一二〇の正常者と、五〇歳代血圧一八〇の高血圧の人とを比べてみよう。すると驚くべきことに、五〇歳代の高血圧患者に比べて、八〇歳代の正常血圧者のほうが四倍も脳卒中の危険が高いのである。

第一章で、生活習慣病と呼ばれる疾患の大部分は、生活習慣によるものではなく年齢が最も大きな因子であることを示したが、ここでも同じことが確認されたわけである。

表4－3　高血圧と脳卒中の関係

		脳卒中	
		＋	－
高血圧	130 以上	a	c
	130 未満	b	d

表4－4　高血圧と脳卒中の関係（50歳代、2000人）

		脳卒中	
		＋	－
高血圧	130 以上	10	990
	130 未満	3	997

表4－5　高血圧と脳卒中の関係（80歳代、2000人）

		脳卒中	
		+	−
高血圧	130以上	120	1080
	130未満	48	752

八〇歳代の高血圧と脳卒中の関係――再び四分割表で

それでは、八〇歳代ではどうなるか、四分割表で見てみよう。

八〇代の血圧の平均値は一四〇を超え、一三〇以上が六〇パーセントくらいと見積もろう。正常血圧者の脳卒中の危険は、先ほど利用した五〇歳代の〇・三パーセント程の二〇倍で年率六パーセント、正常血圧者に対する高血圧者の脳卒中の危険を一・五倍程度、年率一〇パーセントとしよう。いずれも概算であるが、大きく外れていないと思われる。

五〇歳代と同様、二〇〇〇人の八〇歳代の高齢者を四分割表のa、b、c、dに振り分けると表4－5のようになる。

五〇歳代と比べて脳卒中の絶対数が増加しているが、高血圧者と正常血圧者の差は小さくなっている。ただ、八〇歳代であっても五〇歳代同様、一年くらいでは大多数は脳卒中になっていない。また高血圧にもかかわらず脳卒中にならない割合は、五〇歳代より大きく、二〇〇〇人のうち過半数がこのグループに入っていることがわかる。

いろいろ分析してみても、なんだかよくわからないかもしれない。しかし、その「よくわからなさ」が、血圧と脳卒中の関係を表しているとも言える。つまり、血圧と脳卒中の関係は「血圧が高いと脳卒中の危険が高い」というような単純なものではないのだ。

下の血圧と脳卒中

上の血圧だけでなく、下の血圧と脳卒中の関係についても簡単に見ておこう。

グラフ（図4－2）に示された結果は、一見、上の血圧と脳卒中との関係とほとんど同じように見える。実際ほとんど同じである。ただ一点明確に違うところがある。下の血圧が八〇、七〇と下がっていったときの脳卒中との関係である。上の血圧の場合、それぞれの血圧と脳卒中死亡との関係は対数変換した直線上にほぼ乗っていたのだが、下の血圧では、血圧が八〇を下回るあたりで直線から外れ、血圧が低い方で脳卒中が多い方向にずれているように見受けられる。このグラフには七〇までしか目盛がないが、六〇、五〇とプロットしていくと、血圧の低下と脳卒中死亡の増加の関係が出現するかもしれない。この関係は、年齢を通じて一貫しているように見える。七〇以下のデータが示されていないのが残念であるが、ひょっとしたら六〇、五〇と下がるにつれて、さらに脳卒中の危険が増す可能性もあるのだ。

ここに示された事実は、単なる当て推量ではなくて、病態生理的な理論背景がある。血圧は年齢によって上昇傾向にあるが、それは主に上の血圧の話であって、下の血圧は六〇歳代をピークに減少に転じる。それは加齢に伴う動脈硬化を反映しており、高齢者では下の血圧が低いほど動脈硬化が進んでいることを示す。その結果、下の血圧が低いほど、そして上の血圧と下の血圧の差が大きいほど、脳梗塞が多いという面がある。こういうマクロ的な理屈と血管の動脈硬化とい

図4−2　血圧（拡張期）と脳卒中リスクの関係

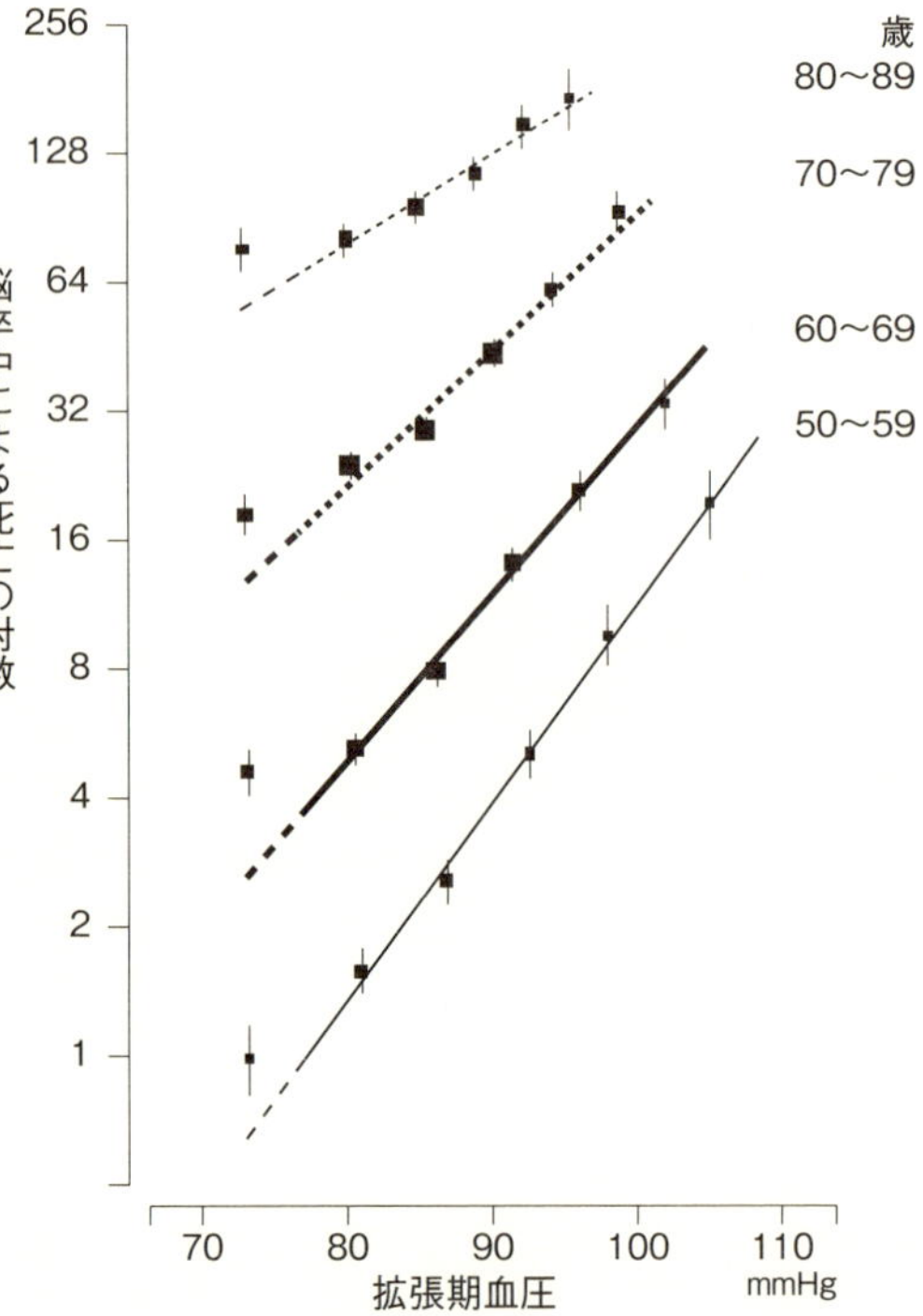

出典：*Lancet* 2002; 360: 1903–13. より作成

うミクロな話がかみ合うと、その関係の信憑性は一気に高まる。ここに取り上げたのは、高血圧においてミクロとマクロが見事にかみ合っているひとつの例である。

　高齢になるにつれて下の血圧が下がるのは、動脈硬化の進行のためで、下の血圧と脳卒中の関係は、「血圧が低ければ低いほど脳卒中の危険が低い」とは言えないことがわかる。下の血圧と脳卒中の関係は、「血圧が低くても高くても脳卒中の危険が高くなる」かもしれないのである。

血圧と脳卒中の関係は語り尽くせたか

ここまで血圧と脳卒中の関係について、二者の関係を示したグラフをもとに記述してきた。しかしこれもまた部分に過ぎない。高血圧と脳卒中の関係について、すべてを語り尽くすことなどできないのである。同時に「高血圧は悪」「血圧が高ければ高いほど脳卒中になる」というような、わかりやすい話で済ますことができないことも明らかだ。

高血圧／正常血圧というような二分法を徹底していくと、二分法の矛盾が浮き彫りになる。矛盾が浮き彫りになると、そのために多くの説明が必要になる。だから複雑に語ってきたわけだが、複雑に語ることが必ずしも重要だというわけでもない。むしろ語ることの不可能性、語り尽くせないことを示したいのである。語り尽くせないようなことをわかりやすいワンフレーズで単純化して語りきってしまうことの問題を示したい。

そして次の問題は、なぜこうした複雑な問題が、奇妙に単純化して語られてしまうのかということである。しかし、その問題に向き合う前に、降圧薬と脳卒中の関係について見てみたい。

降圧治療の現実

血圧が高ければ血圧を下げる薬を飲む。これは、一般に広く受け入れられている高血圧の治療だろう。私自身も一臨床医として、多くの高血圧の人に降圧薬を処方している。しかし本当にそれでいいのか。治療の現実を記述することで、一度白紙の状態から考え直してみたい。

「高血圧は薬を飲んで下げるべきだ」という一般的な記述が書き落としたものは何か、降圧薬と脳卒中の関係を実際の患者で検討した臨床研究結果を参照し、これまで同様、四分割表を活用しながら分析していく。臨床研究とは、試験管内の研究や動物実験ではなく、人間を対象にして行われる研究ということである。

降圧治療の一般的な効果

ここでまず一般的な高血圧の治療効果について研究結果を示しておきたい（*BMJ*. 2009 May 19; 338: b1665.）。この研究は、高血圧についての一四七のランダム化比較試験に参加した四六万四〇〇〇人の高血圧患者に対する降圧薬の効果をまとめた網羅的なもので、血圧治療の平均的な結果をよく表していると思われる。ランダム化比較試験とは、客観的に治療効果を評価することを目的とした研究手法で、治療効果を検討する方法としては最も妥当性が高いとされている。

この研究により、上の血圧を一〇ｍｍＨｇ、下の血圧を五ｍｍＨｇ下げることにより、脳卒中の危険を一〇〇から五九まで減らし、心筋梗塞の危険を一〇〇から七八に減らすという結果が得られている。

脳卒中に対する治療効果は血圧の下げ幅に依存しており、血圧を下げた分に見合った予防効果が認められるが、心筋梗塞については下げ幅に見合った減少が認められないという面はある。ただどちらにおいても、予防効果があることが多くの研究によって示されている。

一般的な高血圧患者の降圧剤による治療効果についてはこの通りだが、次に八〇歳を超える超高齢者に限って、降圧剤の効果を検証したい。

八〇歳以上の高血圧を例に

八〇歳以上の高血圧患者の研究というのは比較的新しく、二〇〇八年に発表された論文である（*New Engl J Med.* 2008; 358: 1887–98.）。

この研究は、**Hypertension in the Very Elderly Trial** を略してＨＹＶＥＴ（ハイベット）と呼ばれる臨床試験である。それまで、六五歳以上の人を対象とした高血圧の研究の一部に八〇歳以上の人が含まれていることはあったが、最初から八〇歳以上に限定して検討された研究は、これが初めてである。もちろんこれ以前にも八〇歳以上の患者さんに多くの降圧薬が投与されていた。それによって脳卒中が予防できるかどうかわからないままに、大量の降圧薬が処方されていたということである。

この研究は、八〇歳以上（平均八四歳）で収縮期血圧一六〇ｍｍＨｇ以上の高血圧症患者三八四五人が対象になっており、降圧薬を飲むグループとプラセボ（偽薬）を飲むグループで脳卒中の発生を比べたランダム化比較試験である。

結果を見てみよう。平均一・八年の期間に、プラセボのグループは一九一二人中六九人（一〇〇〇人一年あたり一七・七人）が脳卒中になったのに対し、降圧薬を飲んだグループでは一九三三人中五一人（一〇〇〇人一年あたり一二・四人）という結果である。これを四分割表にまとめてみよう（表4－6）。

表4－6　降圧治療と脳卒中の関係（3845人）

		脳卒中	
		+	−
降圧薬	+	51	1882
	−	69	1843

六九人の脳卒中が五一人に減るという結果だが、これは減ったと言いうるほどの結果なのだろうか。どちらも脳卒中になるのは一〇〇人未満で、五十歩百歩というほどの差もない。

しかし、五十歩百歩には差があるという反論は当然あるだろう。この研究の参加者は三八四五人、そのうちの六九人と五一人である。約四〇〇〇人のうち一二〇人に脳卒中が起きたのだから、八〇歳以上の高血圧患者が四〇〇〇万人いるとするなら、大雑把に約一〇〇〇〇倍として、脳卒中が起きる人は一二〇万人となる。その内訳は、降圧剤投与群が五万一〇〇〇人、プラセボ群が六万九〇〇〇人となり、その差は一万八〇〇〇人である。五十歩百歩どころか、かなり差があるようにも思われる。

しかし四分割表に基づいて見ていくと、降圧薬を飲む／飲まないにかかわらず、一・八年くらいでは、どちらもほとんど脳卒中にならないという結果であるとも解釈できる。降圧薬を飲まなくても一八四三人は脳卒中にならず、降圧薬を飲んでも五一人は脳卒中になってしまう。全体で脳卒中を起こす人より起こさない人が三六〇五人多いことに比べれば、薬を飲むグループと飲まないグループの差一八人はきわめて小さいと言うこともできるだろう。

いったいどれがこの研究結果の正しい解釈なのか。そもそも正しい解釈というものがあるのだろうか。ここではいろいろな数字の読み方があるとしか言いようがない。どれも正しいし、どれも間違っている。

治療効果の様々な指標

実際の論文では、「相対危険」という指標で治療効果が示されている。相対危険とは、治療したグループでの脳卒中が起きた割合を、治療しなかったグループでの脳卒中が起きた割合で割ったものである。その結果は〇・七〇と計算されている。一〇〇の脳卒中が七〇に減るというわけである。一〇〇から七〇に、つまり三〇パーセント減る。この三〇パーセントという指標は、「相対危険減少」と呼ばれる。

「絶対危険減少」という指標もある。これは治療したグループで脳卒中が起きた割合を、治療しなかったグループで脳卒中が起きた割合から引いたものである。一年当たりの絶対危険減少は、一・七七パーセントから一・二四パーセントを引いた値、〇・五三パーセントとなる。これも「治療したグループで脳卒中が〇・五三パーセント減った」と表現できる。同じ数字を割るか引くかの違いだけなのだが、三〇パーセントと〇・五三パーセントではえらい違いである。

割り算の指標である相対危険減少の方が、治療効果が大きく感じられる。一般的な論文は相対危険、相対危険減少で治療効果を表現する。絶対危険減少が使われることはまれである。つまり、治療効果をできるだけ大きく見せる指標が選ばれるということである。相対危険が選ばれるのは伝統的なもので、この方がより科学的であるということではない。別にすべての論文で、絶対危険減少で治療効果を表現してもいいのである。

次は脳卒中を起こさない人で割り算の指標を考えてみる。一八八二対一九三三と一八四三対一九一二の比であるから、それぞれ〇・九七、〇・九六となり、両方ともほとんど一である。治療をするグループとしないグループの脳卒中を起こさない割合はほとんど同じで、とても治療によって脳卒中を起こさない割合が増えるとは言い難い。しかし、この指標も確かに治療効果のある一面を表していることは間違いない。

実際の論文では、こうした多面的な結果の解釈はなされない。「降圧治療群で三〇パーセント脳卒中が少ない」という部分だけが書かれることが多い。この書き方には、できるだけ治療効果を大きく見せたいという明らかな恣意が感じられる。降圧剤の効果は、実際は非常に曖昧である。曖昧であるにもかかわらず、医者も患者も「血圧が高ければ血圧を下げる薬を飲む」という選択をする。ここには高血圧治療に対する一種の「信仰」があるのではないだろうか。

脳卒中を「予防する」のウソ

ここまでは、ある一時点での検討結果を示してきた。それに対して、ここからは時間軸を含む分析方法で、降圧薬による脳卒中予防の問題点の違った側面に焦点を当ててみたい。

血圧の薬により確かに脳卒中が少なくなることを見た。脳卒中を「起こす／起こさない」という比較は明快で、曖昧さの余地はないように思われるかもしれない。しかしこれにも実は曖昧な面がある。

治療をしても脳卒中になる人がいる。薬を飲んでいたのにも脳卒中になってしまったわけだから、「予防に失敗した」と思うかもしれない。逆に薬を飲んで脳卒中にならなかった場合は、薬によって「予防できた」と思うだろう。しかしこれも、時間軸を入れてみると曖昧であることがわかる。

HYVET研究の結果をグラフで見てみよう（図4－3）。縦軸が脳卒中の発生、横軸が時間である。最長四年ほどの追跡がなされ、実線が降圧薬を飲んだグループ、破線が降圧薬を飲んでいないプラセボグループである。四年の時点で両者を比較すると、約三〇パーセントの開きがある。薬を飲んだほうが飲まないほうよりおおよそ三〇パーセント脳卒中が少ないという結果を視覚的にとらえている。

しかし、本当に脳卒中が減っているのか。相対危険は、ある一時点で脳卒中がどれほど少ない

図４－３　高血圧の治療効果

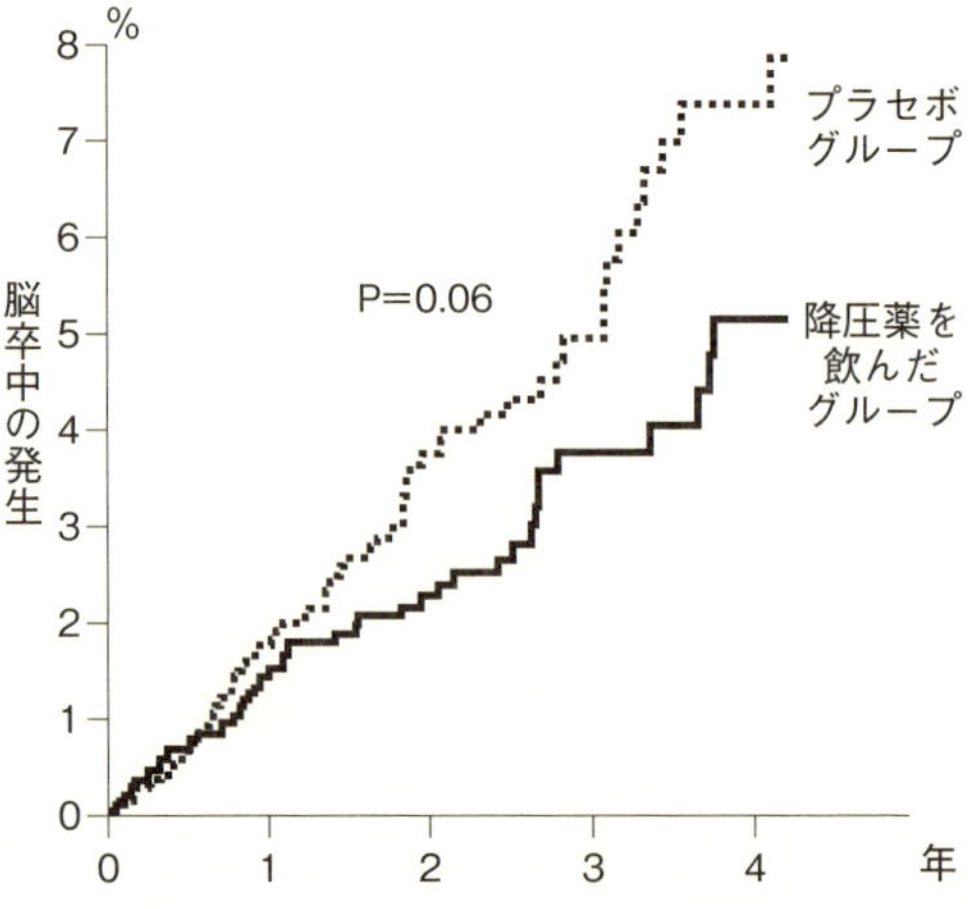

出典：*N Engl J Med*. 2008; 358: 1887–98.

図４－４　高血圧の治療効果。どのくらい先送りできるのか

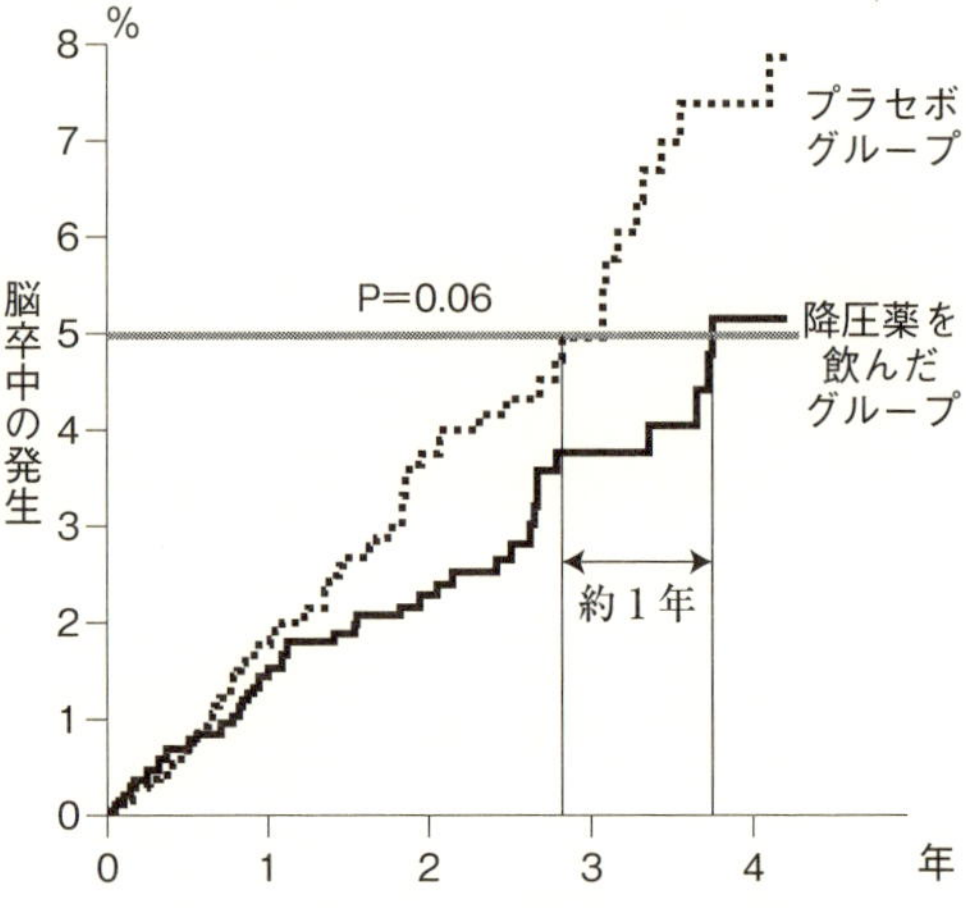

出典：*N Engl J Med*. 2008; 358: 1887–98. より作成

かを示しているが、視点を変えて、降圧薬を飲まない人が降圧薬を飲むことで、脳卒中の発症をどれくらい先送りできるかを見てみよう。縦軸の五パーセントを起点に横軸に平行に直線を引くと、降圧薬を飲んだグループも薬を飲まないグループの約一年後には、同じ五パーセントの確率で脳卒中を発症することになる（図４－４）。つまり、降圧治療により脳卒中の発症を一年先送りできるという結果である。

降圧治療により「脳卒中が予防できる」という表現は、厳密に言うとおかしいところがある。降圧薬を飲んでも脳卒中になる人がいるし、飲まなくても脳卒中にならない多くの人がいるからである。降圧治療は脳卒中を予防するわけではなくて、「一年ほど先送りする」というほうが、治療効果の解釈として正確なのではないか。

前項で様々な治療効果指標を検討してきたが、割って指標化しようが、引いて指標化しようが、脳卒中を三〇パーセント「予防できる」、〇・五パーセント「予防できる」としている点では同じである。どちらも「予防できる」という表現が間違っているのではないか。

降圧治療は、脳卒中を予防しない。発症を先送りするだけである。こういうと、ますます治療効果が怪しくなって、降圧治療をしようという意欲がそがれるかもしれない。しかし、降圧治療の効果は、「脳卒中を予防できる」というより、「脳卒中の発症を先送りする」というほうが、より現実を反映しているように思われる。

脳卒中を「予防しない」のウソ

それでは、「血圧の治療は脳卒中を予防しない」というのは本当だろうか。それもまたウソである。血圧の薬が脳卒中を予防すると言っても予防しないと言っても、どちらにも本当の部分があり、どちらにもウソの部分がある。

薬を飲んでいるにもかかわらず脳卒中になってしまう人を治療失敗と考えるかもしれない。しかしこの人が、治療開始後五年で脳卒中になったとしよう。ところが、もし薬を飲んでいなかった場合、三年で脳卒中になっていたとしたら、それは決して治療の失敗ではない。高血圧の治療は、脳卒中を「予防する」という視点で見るとそう見えるし、「予防しない」という視点で見るとそう見える。どちらの見方にもウソがあるし真実がある。ますますわけがわからなくなってしまう。

読者の皆さんはどうするだろうか。あなた自身が血圧が高いと言われた時に、薬を飲むだろうか飲まないだろうか。一度考えてみてほしい。

脳卒中といってもいろいろ

脳卒中には、いったん症状が出ても一日以内に消えてしまう一過性脳虚血発作というような、全く後遺症を残さない軽微なものから、顔や手足が麻痺して片側が動かなくなるもの、ろれつが回らなくなったりしゃべれなくなったりするもの、寝たきりになってしまう重篤なもの、さらには死に至るものまで様々である。

超高齢者の脳卒中の場合、麻痺が残って寝たきりになるほうが、亡くなってしまうよりも問題かもしれない。もちろん、たとえ寝たきりでも生きているだけましという考え方もあるだろう。

脳卒中といっても病態や予後は様々である。この様々な脳卒中をひとくくりにすると、高血圧との関連を検討する中で、多くのものがこぼれ落ちてしまう。もともと後遺症を残さないような軽微な脳卒中は大幅に予防するが、寝たきりになるような重篤な脳卒中は予防しない、生死にかかわるような脳卒中も予防しないというのでは、効果は小さいと言うほかない。予防効果はないと言ってもいいような結果である。しかし、そうした研究結果も、「脳卒中全体を予防します」と表現されることは珍しくないのである。

脳卒中を予防すると言っても、予防しないと言っても、どちらもウソになってしまう背景には、こうした脳卒中自体に大きなバリエーションがあることも関連している。

死亡についてのウソ

この研究は、もともと脳卒中に対する降圧治療の効果を検討したものであったが、生き死にの結果に大きな差がついたために、研究が中止された。その生死についての結果を見てみよう。平均一・八年の追跡期間で、降圧治療をしないグループでの死亡が二三五人、一〇〇〇人一年当たり五九・六人、降圧治療をしたグループで一九六人、一〇〇〇人一年当たり四七・二人、相対危険が〇・七九、死亡が降圧治療により二一パーセント少ないという結果である。

「死亡が二一パーセント少ない」という一文に、何か違和感はないだろうか。死亡する人が少なくなる、死亡が予防できるということはありえない。死亡率は降圧治療をしようがしまいが、一〇〇パーセントではないか。当然そういう反論がある。全く妥当な反論である。二一パーセント死亡が少ないというのは、「研究終了時点で」という但し書きがあり、最終的には両群の死亡率

図4－5　高血圧の死亡に対する治療効果

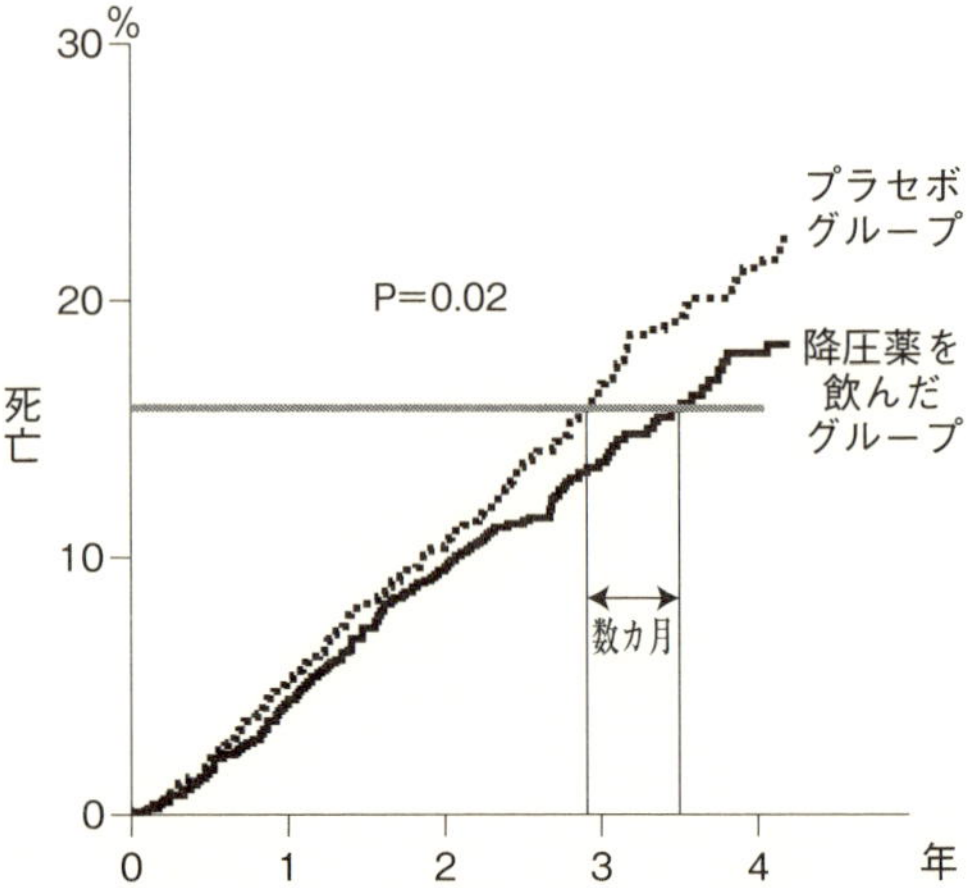

出典：*N Engl J Med*. 2008; 358: 1887–98. より作成

は一〇〇パーセントに決まっている。

「死亡が少ない」という表現は明らかに間違いであろう。少なくとも「二一パーセント死亡が減少」というのはどう見ても言い過ぎのような気がする。正しくは、降圧治療により、グラフ（図4－5）に示すように「死亡が数カ月先送りできる」、そう書かれなければならない。

八〇歳の高血圧の人が八五歳ちょうどで死ぬか、八五歳数カ月で死ぬかという違いであり、それをどう考えるかは、人によって、またケースによって様々だろう。ある人は数カ月も延びるならありがたいと考えるかもしれないし、ある人は数カ月ではほとんど変わらないと考えるかもしれない。その解釈に正解はない。勝手に解釈すればいい問題であるが、その勝手な解釈がなかなか難しい。自分の解釈はこれでいいのだろうか、そういう不安が常に付きまとう。

しかし、私はそれでいいのだと答えたい。論文結果は、いかようにも解釈できる。そこが重要である。正しい解釈はない。どう解釈してもいい。何でもOKなのだ。解釈は多様なのだから、自分自身がどれに価値を置くか、あるいはどういう価値を捨てるか、それを見極めることが大事なのである。

治療効果が示される構造

ここまで示してきたように、治療効果は多様な形で示すことができる。効果の指標としては、割り算の指標（相対危険減少）、引き算の指標（絶対危険減少）がある。さらに、統計学的には検定、推定の二つの方法があり、グラフには、拡大グラフとフルスケールグラフがある。あるいは病気を起こした率の比較と起こしていない率の比較がある。さらには、ある一時点での病気が起きた率の比較と一定の割合で病気が起きたときの時間の比較というのもある。

これらの指標について、あまり専門に踏み込まずにもう一度全体を復習しよう。わかりやすくするために実際の論文の数字ではなく、治療により五年間で五パーセントの脳卒中が三パーセントまで少なくなったという薬の効果をひとつの例として用いる。

1　割り算の指標と引き算の指標

五パーセントの脳卒中が三パーセントに減るというのを、まず割り算の指標にすると0.3/0.5＝0.6となる。一〇〇の脳卒中が六〇に減る。一〇〇から六〇を引けば四〇だから、脳卒中が四〇パーセント減るとも言える。

これに対して引き算の指標で見てみると5%－3%＝2%。先の四〇パーセントより治療効果は小さく感じられる。

2　検定と推定

結果を表す別の視点がある。「統計学的検討」である。これには二つの方法がある。「推定」と「検定」である。推定とは、研究によって得られた結果から、ある幅をもって真の値の範囲を推定する方法で、医学論文では一般に九五パーセント信頼区間が用いられる。九五パーセント信頼区間とは、研究によって得られた値から真の値を推定する場合、真の値が九五パーセントの確率でその間に存在する範囲と考えて大きな問題はない、ということである。検定とは、「差がない」という仮説を設定し、その可能性を算出し、差がない可能性が小さい時に差があると判定する方法である。一般に医学論文では、差がない可能性が五パーセント未満であれば統計学的に差があると判定する。

統計学的検討を用いると、まず検定のほうであるが、五パーセントから三パーセントへの減少は、先の割り算の指標を使えば、治療効果は、相対危険〇・六で、有意水準〇・〇五未満で統計学的にも有意である、と表現される。統計学的に有意というと、何か薬が効く感じがするかもしれない。

それに対して推定のほうは、相対危険の真の値は九五パーセントの確率で〇・三から〇・九の範囲にあるというように表現される。治療効果を大きく見積もれば、相対危険は〇・三、七〇パーセント脳卒中を減らす。逆に小さく見積もれば〇・九、一〇パーセント脳卒中を減らすに過ぎないとなる。なんだか治療効果が曖昧になる。

3　拡大グラフとフルスケールグラフ

拡大グラフは、病気が起こる率の最大を縦軸の最大にとるようなグラフである。実物を見れば一目瞭然だろう。治療効果を大きく感じる（図4－6上）。

図4－6　拡大グラフとフルスケールグラフ

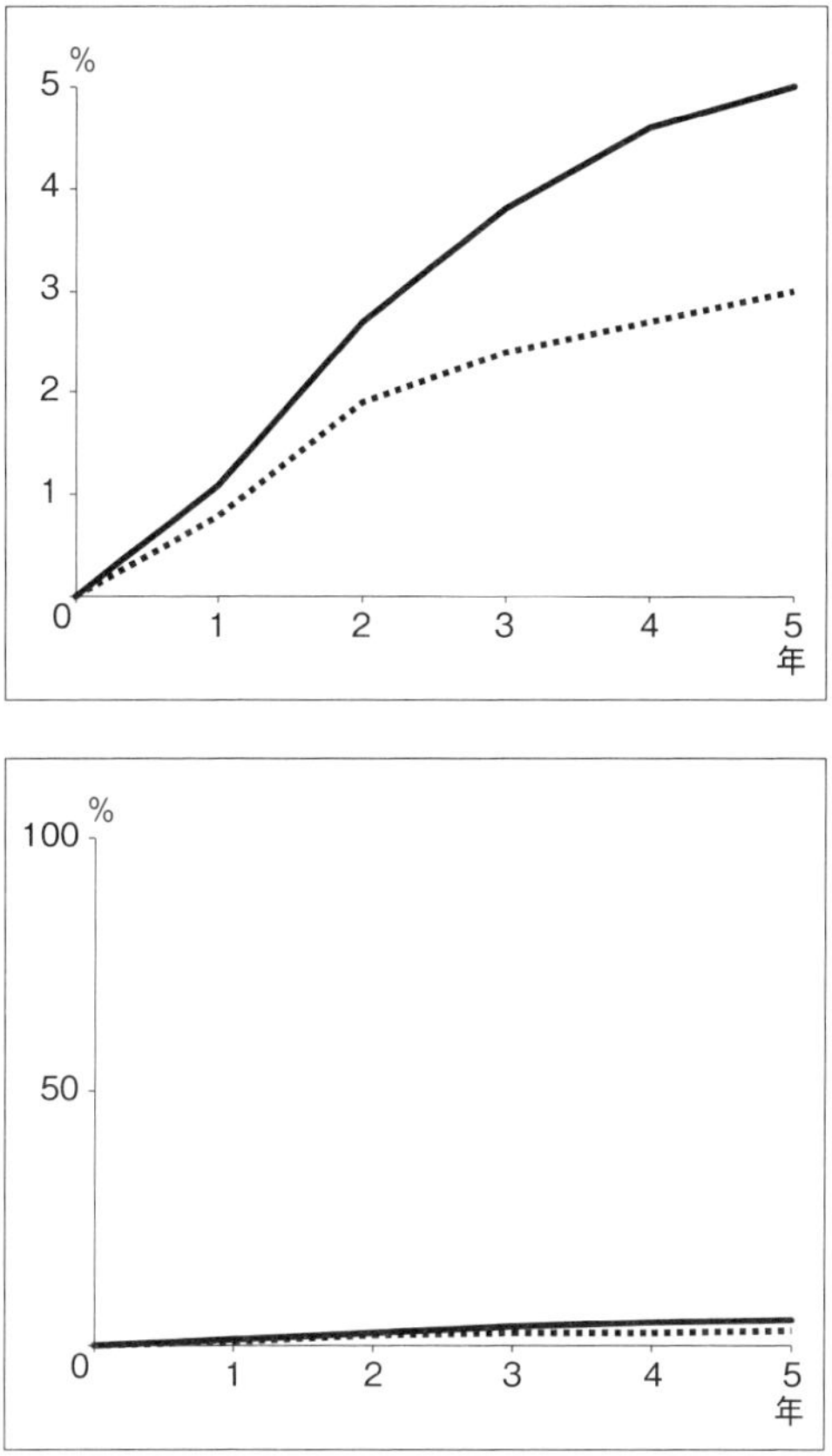

図4−7　ある時点での発症の比較とイベントが起きた時点での比較

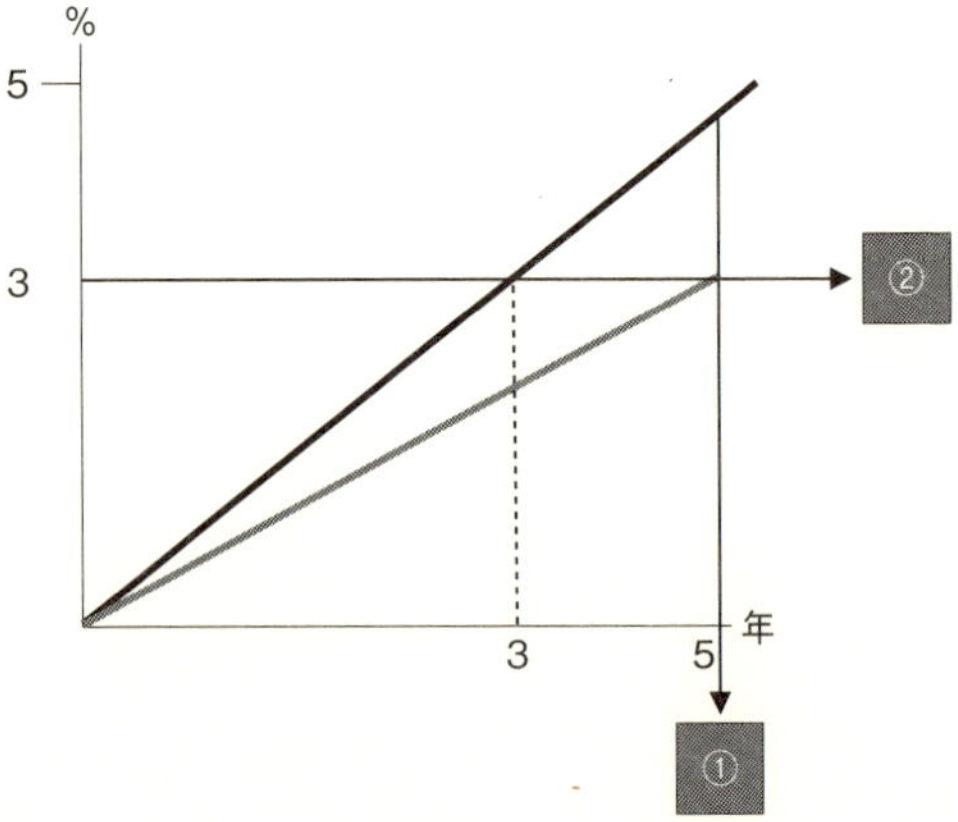

それに対してフルスケールグラフは、縦軸を一〇〇パーセントで示すようなグラフである（図4−6下）。このグラフで見ると治療効果はかなり小さく感じる。

4　病気を起こした率の比較と起こさない率の比較

これまでは脳卒中が起きた率で見てきた。言い換えれば、病気を起こした率での比較である。これに対して起こさない率での比較は、それぞれを一〇〇パーセントから引いて、片や脳卒中を九五パーセント起こしていない、片や九七パーセント起こしていないという数字で比較するのである。五パーセントと三パーセントを比べるより、九五パーセントと九七パーセントで比べたほうが差が小さく感じるのではないだろうか。

5　一時点の病気が起きた率の比較と一定の割合で病気が起きたときの時間の比較

ここまでは五年目の脳卒中の率、つまり一時点の発症率の比較で見てきたのであるが、それに対して三パーセントの人が脳卒中を起こした時点で比べるような方法である。グラフ（図4−7）で見ると前者が①の矢印の方向で、後者が②の矢印の方向で結果を見ているのである。①の

表4－7　治療効果の見せ方

大きく見せる	小さく見せる
割り算	引き算
検定	推定
拡大グラフ	フルスケールグラフ
病気を起こした率	起こさない率
一時点での病気の率	一定の割合で病気が起きた時間

方向で見ると五年の時点で四〇パーセントの脳卒中が予防できると解釈されるが、②の方向では三パーセントの人が脳卒中になる時点が二年先送りできると解釈される。

これら五つの視点を、治療効果を大きく見せるかそれとも小さく見せるかで分けると、表4－7のようにまとめられる。

多くの論文は基本的にこの表の左半分の指標で示される。多くの人の目に触れる情報は、左半分の「大きく見せる」情報である。右半分の情報はあまり目に触れることがない。

つまり、医学論文はもともと治療効果を大きく見せるバイアスが働いているのである。これは製薬メーカーに限ったことではない。研究者自身も、臨床医も、そして多くの患者も大きな治療効果を期待しているという意味では、製薬メーカーと同じ穴のムジナなのである。

研究結果を利用する

ここまで研究の結果を多面的に評価してきた。そこで明らかになったのは、研究結果はいかようにも解釈できるということである。研究結果の解釈に正解はない。

解釈とは、その研究結果を利用する人が、立場によって、現場でその情報をどう使うかという、方向性や考え方の一部である。研究結果は個別の高血圧の人に利用して初めて生きるのだし、研究はまさにそのために行われている。

ここからは、研究結果を実際の個々の患者にどう生かすかについて考えたい。

研究は高血圧の人のために行われている。それは間違いない。しかし、残念ながらそれだけではない。研究者は自らの業績のためによい結果を出したいと思うし、製薬メーカーは、市場原理の中で、できるだけ多く薬が売れる結果が出ることを望む。もちろん、高血圧で脳卒中を心配する人たちも、よい結果を望むという点で同じである。ここに決定的な問題がある。研究者も製薬メーカーも、高血圧の人も、皆いい結果を望んでいるということだ。こういう大きな問題を度外視して、研究結果を軽々に扱うことはできない。この三者が同じ結果を望んでいることは、論文結果の最も一般的な表現の仕方に如実に表れている。多くの論文が表４－７の左側、割り算の指標を使って「三〇パーセント脳卒中が少なくなります」と表現するように。

だからこそ、論文結果を利用しようとする前に、徹底的に多面的な結果評価が必要なのだ。いい結果が出てほしくない人はどう読むか。さらには、いい結果が出ようが出まいが関係のない人ならどう読むか。三者の強力なバイアスに対峙するためには、研究の結果が示す現実を、関心のある一部分ではなく、関心のない部分も含めて、よい結果が出るようにという期待を完全に捨て去って、虚心に、できる限り全体を見る必要があった。その原則は、実際に研究結果を利用するときにも維持されるべきである。いい結果を望んでいる人は、その望みをいったん忘れて、結果を解釈し、利用しなくてはいけない。

しかし、望みを捨てるようなことが果たして可能なのだろうか。それは研究したい、治療したいという意欲さえも捨ててしまうことにつながるかもしれない。それなら、せめてどんな望みを抱いて、どんな結果を期待して、研究結果を使おうとしているか、それだけは明確にして考える必要がある。

悪い結果を望んでいる人がいない。これは危険な状況である。とにかく治療効果を大きく見せたい人ばかりだということを前提に、研究結果を利用する必要がある。

個々の患者で起こること

研究結果というのは、あくまでも研究に参加した平均的な人に対する結果であって、個々の患者に起こることはまた別である。

ある患者では、寿命が数カ月も延びないかもしれないし、別の患者では一年くらい延びるかもしれない。論文で示されたのは全体の平均値に過ぎないのだ。現実には論文で示された平均値ほど延びなかったり、あるいは平均値よりかなり延びたりする。しかし、自分自身に何が起こるかは誰にもほとんどわからないし、人生が二度あるわけではないので、延びたかどうかを確認する手立てもない。

降圧薬を飲んでいたからこんなに長生きできた、と思うことはあるかもしれないが、よくよく考えれば、それは降圧薬を飲まない人生と比較しなければわからない。逆に降圧薬を飲んでいても脳卒中になってしまったと悔やむこともあるだろう。しかしそれも、降圧薬を飲まない人生を選択していたらもっと早く脳卒中になっていたかもしれない。同じ人で、別の選択を同時に試すことができない以上、わからないのである。

八〇歳以上の高血圧に対する降圧治療の効果について、集団で検討することはできても、個人においてどう役に立ったのかを検証することは、ほとんど不可能である。

こうした指摘は、進化生物学者のスティーブン・J・グールド（一九四一―二〇〇二）が、自らの胸膜中皮腫というがんの体験をもとに、「中央値は何も語らない」という一文で書いている（『がんばれカミナリ竜』早川書房、一九九五）。彼は余命八カ月の宣告を受けるのだが、その後二〇年生存した。

平均値とか中央値は、個人個人にとってほとんど意味がない。少なくとも中央値、平均値から、個人の行く末を予測することはできない。あえて説明するとすれば、「あなたの寿命は中央値より短いかもしれないし、長いかもしれない、わかるのはそれくらいです」ということだ。それでは何も説明していないに等しいと思うかもしれない。しかし、現実はまぎれもなくそうなのである。

降圧薬を飲めば、おそらく脳卒中を起こす時期を一年くらいは先送りできるかもしれない。数カ月寿命を延ばすかもしれない。しかし、それは平均値で、平均ほども延びないかもしれないし、もっと延びるかもしれない。個々の患者で起こることは、実際に降圧剤を飲むまでわからないのである。

なぜ、より血圧の高い人だけを対象とするのか

ここでもう一度HYVET研究に戻ろう。

正常血圧は一三〇未満というのだけれど、この研究の対象者は上の血圧が一六〇mmHg以上である。平均でいうと一七〇を超えている。正常血圧は一三〇、至適血圧は一二〇というのと話が違うではないか。

その通りである。この研究から言えるのは、八〇歳以上、上の血圧が一六〇以上の人で、降圧薬を飲んだ時にどのような効果が期待できるかということであって、一三〇から一六〇の人でどうかということはよくわからない。

なぜ正常血圧は一三〇であるとしながら、研究では一六〇以上の人を対象にしたのだろう。これには様々な問題があるが、血圧が正常に近い人を含めると、脳卒中が起きる割合が低くなり、より多くの研究参加者が必要になってしまう。結局多くのコストがかかり、実行不可能な研究になってしまうという現実的な側面が大きい。

もうひとつは、高齢になればなるほど、血圧が下がりすぎたときの、ふらつきや意識消失などの副作用が出やすい面があり、血圧が正常に近い人たちを含めると、そうしたリスクが増す可能性がある。治療効果が小さくなり、副作用の危険が大きくなるような研究は行いにくい。

この研究は、降圧薬による脳卒中の予防効果を検証するためのものである。降圧薬に効果があるということを期待して行うのであるから、その効果が最も期待できる対象を選び、そうでない対象を外すというのは、当然である。上の血圧が一三〇から一四〇程度の、より正常に近い人たちでの効果を証明するのはかなり困難な作業である。そういうグループでは、治療した場合としない場合の差はきわめて小さいからである。

年率一〇パーセントの脳卒中を五パーセントに減らすということを検討するためには、何千人規模の研究でよいのだが、二パーセントの脳卒中を一パーセントに減らすことを検討するためには、何万人規模の研究が必要になる。コストに比べて得られる効果はきわめて小さく、統計学的な差が検出されなければ、そのコストが無駄になってしまうリスクがあるし、その確率はかなり高い。「降圧薬の治療効果を証明したい」と考える人たちにとって、効果を証明できない、あるいは効果がないことを証明してしまうような研究は行わないのが得策である。「降圧薬の治療効果を証明したい」という考えの影には、証明できないリスクが常に潜んでいる。

しかし、もともと脳卒中リスクが高い一六〇を超える高血圧の人たちから得られた結果であっても、「高血圧は害である」「降圧薬は有効である」というような一般的な情報は、細かい事情を無視して広がり始める。一六〇以上の血圧が高いグループで脳卒中が予防できるとなれば、より軽症な人たちでの効果が不明確なまま、それがあたかも一三〇や一四〇の人にも当てはまるように情報が伝わっていく。効果が明確なより血圧の高いグループでの研究結果が、効果が不明確なより血圧が正常に近いグループに容易に流用されるのである。

ここでも背後には、「降圧薬は効果があることを証明したい」という大きな力が働いているはずである。そうであれば、上の血圧が一四〇〜一六〇の人を対象として研究を行えばよい。しかし、なかなかそのような研究は行われない。そこには別の力が働いている。「降圧薬に効果がないという結果をできるだけ出さないようにしたい」という、もうひとつの大きな力である。

奇妙な単純化

血圧と脳卒中の関係、降圧薬による脳卒中の予防効果について、長々と解説してきた。しかしこれでもまだ十分ではない。いくらでも書くことがある。そして、書けば書くほど、その現状が曖昧でわかりにくいことがわかる。その関係はかなり複雑である。

これほどまでに複雑な高血圧の危険性や降圧薬の治療効果が、「高血圧は害である」「降圧薬は有効である」というひと言によって単純化され、津々浦々まで周知される。もちろんそれはわざわざ複雑に見ようとするからそうなのであって、単純に考えればそれはそれで真実なのではないかという意見があるかもしれない。もちろんそういう面もある。ただ、そうだとすれば、複雑に考えるのもそれはそれで、ある面真実なのではないか。

血圧に関する情報は、とにかく単純化される。「高血圧は害である」「降圧薬は有効である」がよく流布されているのに対しもうひとつ、最近あちこちで見かける情報がある。それは「高血圧は放置すればよい」「降圧薬は効果がない」というものである。意味は正反対だが、どちらも情報を単純化しているという点で、全く同じである。

私は前者の問題点ばかりを取り上げてきたので、後者の立場の医者ではないかと思われる読者がいるかもしれない。しかしそうではない。単に「高血圧は害である」「降圧薬は有効である」という情報のほうが圧倒的にメジャーであるから、そちらの問題点をまず取り上げているだけである。これまで述べてきたことは、「高血圧は放置すればよい」「降圧薬は効果がない」という立場の人に対しても、同様に反論となるものである。

私自身は、血圧は放置してよいとか、降圧薬を無効だと言っているわけではない。よくそう誤解されるが、私が敵と見なしているのは、「高血圧は害である」「降圧薬は有効である」という人たちでもなく、「高血圧は放置すればよい」「降圧薬は効果がない」という立場の人たちでもない。そのどちらにも共通する「単純化」こそが敵なのである。

降圧薬が有効、無効という構造

再び四分割表である（表4－8）。降圧薬を飲んで脳卒中になった人：a、降圧薬を飲まず脳卒中になった人：b、降圧薬を飲んで脳卒中にならなかった人：c、降圧薬を飲まず脳卒中にならなかった人：dである。このabcdを使って、もう一度降圧薬の有効性がどう構造化されているか見てみよう。

最もわかりやすい部分は、降圧薬を飲まず脳卒中になってしまったbと、降圧薬を飲んで脳卒中にならなかったcを切り出し、「降圧薬が有効」であると見立てる取り上げ方である。bにな

表4－8－1　降圧薬と脳卒中の関係

		脳卒中	
		＋	－
降圧薬	＋	a	c
	－	b	d

表4－8－2　HYVET研究（表4－6再掲）

		脳卒中	
		＋	－
降圧薬	＋	51	1882
	－	69	1843

表4－8－3　パーセント表示

		脳卒中	
		＋	－
降圧薬	＋	1.4%	48.9%
	－	1.8%	47.9%

らないよう、ｃを目指して降圧薬を飲もうというものである。そして、残りのａ、ｄは、無視してしまうのが最もわかりやすい単純化である。

降圧薬の効果については、八〇歳以上の高血圧の人を対象としていたＨＹＶＥＴ研究の例で見たように、ランダム化比較試験により効果が証明されているといっても、ｂ、ｃにあたる患者は全体の五〇・七パーセントに過ぎない。現実の世の中では全体の半分にしか相当しないｂ、ｃの二群を強調することで、情報を恣意的に操作しているように思える。

逆にａ、ｄは降圧薬が有効というデータとは矛盾する部分である。つまり、このａ、ｄを強調すれば、降圧薬は有効でないという情報を提供することも可能である。実際このａ、ｄに属する人たちは全体の四九・三パーセントと約半分である。しかしそのような情報提供がされることは少ない。

血圧の薬を飲んでいる人で、医者から「この薬を飲んでいても脳卒中になることがあります」とか、「飲まなくても脳卒中にならないことも多いんです」などと説明を受ける人は、きわめて少ないのが現状である。ただ、「高血圧は放置すればよい」、「降圧薬は効果がない」と主張している人は、このａ、ｄの部分を使って情報提供している。薬を飲んで脳卒中になるくらいなら、飲まずに脳卒中になったほうがまだましだ、というのはきわめて合理的な判断である。

しかし、どちらも情報を単純化しすぎている。情報の半分を見ないことで、降圧薬を有効と言ったり、降圧薬は無効と言っているだけである。ただ、前者の総数のほうが一・四パーセント多いに過ぎない。その差はわずか一・四パーセントなのに、「降圧薬は有効」だと言う人が圧倒的に多い。これはある意味異常である。この状況を考慮すれば、「降圧薬は無効」だと言う人の存在はそれなりに意味があるように思われる。私がそういう主張をする医師だと誤解されるのも、誤解されたほうがいいような不均衡な状況があるということかもしれない。

降圧薬は有効というのが圧倒的に優勢な世の中で、a、dの多くの患者がどう扱われているか見てみよう。

降圧薬を飲んでいても脳卒中になってしまったaの人には、血圧の下げ方が足りなかった、薬をきちんと飲んでいなかった、と不十分なところを指摘できる。いくらでも理屈を付けられる。理屈を重ねた上で、やはりcを目指そうと働きかける。薬を飲んでいないにもかかわらず脳卒中にならなかったdの人たちに対しては、今のところは運よく脳卒中になっていないが、先のことはわからない、この先も脳卒中にならないように、これからは降圧薬をきちんと飲み、cを目指しましょうというわけである。

これはこれで妥当性がある。しかしそれはまた部分に過ぎない。降圧薬の有効性を強調しようとすれば、a、dを無視してb、cを強調すればいい。決して嘘ではない。a、dにしても、右で見るように降圧薬服用を促す情報として使えないことはない。情報は使いようである。降圧薬が有効と言いたければそのように使えるし、無効と言いたければそのようにも使える。本書はここまでむしろそうしたスタンスで記述してきた。その部分を振り返れば、無効というのも情報の使い方によっては容易であることが十分示されていると思う。

バカと情報は使いよう。問題は「誰」が情報を使おうとしているか。そちらのほうだったりする。この情報を取り上げているのは、降圧薬を有効と言いたい人なのか、無効と言いたい人なのか、ということである。

私はと言えば、そのどちらかを主張することだけは避けようと考えている。とはいえ高血圧の治療は有効という話ばかりが流布する中で、それほど有効ではないのでは、という立場で発言することが多いのが現実である。本書もそういう記述になりがちであるが、それもまた私の価値観の一部に過ぎない。

現実の判断

八〇歳以上の高血圧の人が降圧薬を飲むかどうか、これは意外に難しい問題であることがわかる。高血圧と正常血圧の境目も、治療効果もどちらも曖昧である。二分法で語り尽くすことはできない。ただ降圧薬を飲んだほうがいいと考えている人が多いので、その流れに押されて、飲もうという雰囲気になっているだけ、という面がある。薬を飲まないと脳卒中になってしまう、飲めば予防できるというように単純化された情報が最も多く流され、その雰囲気をさらに増長する。

二〇一三年にはバルサルタン（商品名ディオバン）という降圧薬についての論文データ捏造事件が話題となったが、そこにも同様の構造がある。どの薬を飲んでも効果に大きな差はないというのが現実であって、その中で自社の薬をより多く処方してもらうかというのがメーカーの課題となる。データに忠実であれば、導かれる結論はどの薬でも同じということでしかない。違いを見せるためにはデータ捏造という方法しかなかったということだろうか。しかし、他の降圧薬より四〇パーセント脳卒中が少なくなるというようなデータを示しても、結局バルサルタンが一番効くという雰囲気を作ることはできず、他の類似薬より多くの売り上げを達成したわけではない。論文から導かれるデータというものの威力はそれほど決定的な因子にはなりえないことを、この事件は示している。決定的なのは、新しい薬がいい、高い薬がいいというような、論文結果とは全く無関係な単純化であったということではないだろうか。

さらに、一般的な研究データを個人個人に生かすのもかなり困難な作業である。研究で効果が示されているのは上の血圧一六〇以上という限られた人であるにもかかわらず、現実には軽度の高血圧の人にも治療が勧められる。

八〇歳以上の高血圧でも、降圧薬が有効というランダム化比較試験があると、それを利用して、とにかく治療したほうがいいという方向に雪崩を打って情報が提供される。それは治療をしたいと考えている人がそうでない人に比べて圧倒的に多いという現実を反映している。その現実をもう一度ここで確認しておきたい。

血圧が高い人と低い人の違い、降圧薬を飲む人と飲まない人の違い、その差異の小ささに比べて、血圧を心配する人の多さ、治療をしたほうがいいという圧力は、あまりに大きいような気がする。この非対称について示してきたのだが、こうした見方はなかなか広まらない。多様な視点で、どっちつかずで、全体を示そうとする努力には、虚しいところがある。

いっそのこと、「高血圧は危険ではない」「降圧薬は飲んでも無意味である」という極端な立場に立つと、それはそれで広まりやすい。医療関係の本で、よく売れるものは、だいたいそういう切り口である。そしてその切り口と、「血圧は危険だ」「降圧薬は効果がある」という切り口はとても似ている。似ているというより、全く同じであると言っていい。

現実は、そのようなわかりやすい両極端にはない。大部分はその中間にある。血圧を放っておいても元気な人、脳卒中になってしまう人。降圧薬を飲んで脳卒中を予防できた人、飲んでいたにもかかわらず脳卒中になってしまう人。すべて現実である。

そして、数として多いのは、薬を飲んでいて脳卒中にならない人、薬を飲まなくても脳卒中にならない人である。つまり降圧薬に関係なく、最も多いのは脳卒中にならない人なのである。正常血圧／高血圧、降圧治療無効／有効という二分法から始めた分析は、そういう二分法ではとらえきれない現実を明らかにする。

ただ、現実の判断はそれほどややこしくはない。とにかく脳卒中予防が第一に重要で、高血圧によって脳卒中になることを少しでも先送りしたいと考えれば、降圧薬を飲めばよい。逆に八五歳で脳卒中になろうが、八八歳で脳卒中になろうが大差ないと考えるのであれば、降圧薬を飲む必要はないだろう。少なくともどちらが正しいという問題ではない。

しかし私自身の意見は、どうしても治療したほうがいいという立場とは反対側に振れる傾向がある。脳卒中を心配し、血圧が高い場合には降圧薬を飲むのは確かな妥当な対応ではあるが、それは脳卒中の不安が先延ばしにされているに過ぎない。長寿を目指しても幸福になれない、という事実がここにも顔を出している。

先延ばしして生きる時間が延びるだけでは問題は解決されない。それで幸福になれるわけではない。さらにその先延ばしの効果も実際はかなり小さい。

価値観の問題

問題は、何を重視するか、ということにほかならない。少しでも脳卒中を逃れ元気でいられる可能性が高い降圧薬を飲むほうを選ぶのか、あるいは多少元気でいられる可能性が下がっても降圧薬を飲まないほうを選ぶのか、それは何を重視するかという価値観の問題が大きい。

月に一回医療機関を受診して、血圧の薬を飲んで、脳卒中が一年先送りされるほうを選ぶのか、そこにかかる時間と費用をすべて月一回の温泉旅行に振り分けるかというような選択は、まさに価値観の問題である。だからたとえ降圧薬が有効だとしても、降圧薬を飲まなければならないということはないのである。世の中全体の価値観は「血圧が重要。放置するのはとんでもない」という方向にあるが、それは世の中の価値観に過ぎない。そんな価値観を捨てることもできるのである。

温泉も医療機関も両方行けばいいのだという意見があるだろう。確かにその通りである。しかしそれもまた価値観の問題に過ぎない。それこそ、それだけの時間とお金があるとして、やはり医者には行かずに全部温泉にするという選択肢はあると思うが、どうであろうか。

最初に見た生存曲線が示すように、八〇歳を超えれば、どうやっても死んでしまうのが現実である。しかもその生存曲線は、世界で最も長寿を達成した国のそれなのである。その中で高血圧を治療して脳卒中を先送りすることの重要性はそれほど大きくはない。脳卒中を先送りする間にがんで死んでしまうかもしれない。それならがんについても予防策をとればいいという人がいるだろう。しかしそれにも限界があることを生存曲線は示している。

第五章
がん検診は有効か——乳がん検診を例に

乳がん検診の記事から

私は以前、東京のJR中央線を使って通勤していた時期があるのだが、ある日車両の広告全部が「乳がん検診を受けましょう」というキャンペーンのポスター一色ということがあった。乳がん死亡は年齢調整をしても増加傾向にある唯一のがんである。増加傾向にある乳がんの対策は重要である。そう考えると、このキャンペーンは、増加傾向にある乳がん死亡に対し、検診による早期発見・早期治療で乳がん死亡を減らそうという、妥当な対策のようにも思える。

本章ではその妥当性を、高血圧と同様、多面的に評価検討しよう。

二〇一三年九月一三日のWeb版朝日新聞の記事に、乳がん検診についての記事が掲載された。「乳がん死亡率、初の減少　2012年、検診など効果か」と題したその記事には以下のようにあった。

「00年にマンモ検診が導入され、視触診を併用して、50歳以上で原則2年に1回行うとする指針が作られた。04年には40歳以上にも対象が広がった。マンモの受診率はまだ30％台と低いが、受診率が上がれば、さらに死亡率は下がりそうだ。」

マンモ検診とは、マンモグラフィー検診の略で、乳房をX線撮影して、乳がんを早期発見する検診方法である。乳がん検診の方法として最も標準的な方法であり、その有効性がよく確かめられている。この記事は、いかにも妥当な感じがする。二〇〇〇年に導入されたマンモグラフィーによる乳がん検診の効果が一〇年経過してようやく効果を発揮し、乳がん死亡が減少に転じ、検診受診率の上昇によりさらなる効果が期待される。みなさん乳がん検診を受けましょう、というわけである。

しかし、ここで述べられている効果は、単なる「生態学的検討」に過ぎない。生態学的検討とは、「炭酸ガス濃度が上昇したら気温が上がった」というような検討のことである。炭酸ガスと気温の上昇との間に直接的な関係があるかどうかを検討するのは、実は難しい。一般には当たり前と考えられているこの関係も、確実に証明されているわけではない。反対意見も多くある。データそのものが捏造であったとする説もある。

乳がん検診と乳がん死亡の減少との関係も同じである。世の中の多くの人は乳がん検診により乳がん死亡が減少したと受け取るかもしれないが、そうとは限らないのである。

もちろん、乳がん死亡が減少に転じたという事実については間違いないが、その減少が検診によるものかどうか判断するのは容易ではない。検診以外の診断方法や治療法も進歩しており、検診のせいではなく、診断治療の進歩による減少かもしれない。他の可能性があるにもかかわらず、まず検診を話題に持ってくるところに、何か理由があるのか。この記事を書いた記者は、治療の進歩でなく、なぜ検診の効果だと判断したのか。

どの説が確からしいとか、どの説に根拠があるということとは別の背景があるようである。たとえばその一端が、「車両の広告全体が乳がん検診キャンペーン」に現れている。

乳がん検診の有効性を示した論文

まず、乳がん検診によっていったいどれくらい効果があるのかをランダム化比較試験のメタ分析（*Cochrane Database Syst Rev.* 2011 Jan 19; 1: CD001877.）という質の高いデータをもとに見ていくことにする。

この論文の結果を最も端的に表現すると、「マンモグラフィー検診により、一三年間で乳がん死亡が二〇パーセント減少した」というものである。そうであれば、先ほどの記事はそれほど問題ではなく、むしろ適切なものに思える。

表5−1−1　乳がん検診と乳がん死亡の関係

		乳がん死亡	
		+	−
乳がん検診	+	558	297,254
	−	747	317,768

表5−1−2　パーセント表示（乳がん検診±毎で）

		乳がん死亡	
		+	−
乳がん検診	+	0.19%	99.81%
	−	0.23%	99.77%

しかし、高血圧の例で見たように、論文の結果はいかようにも解釈可能である。この結論以外にどんな解釈が可能か、この論文を詳細に読み込んでいくことにする。

この論文に示した数字から、乳がん検診の有無と乳がん死亡の有無で四分割表を作成した（表5−1−1）。全体の六一万六三二七人をa、b、c、dに振り分ける。乳がん検診を受けたのに死亡した人が五五八人、検診を受けずに死亡した人が七四七人、検診を受けて死亡しなかった人が二九万七二五四人、検診を受けず死亡もしなかった人が三一万七七六八人。対照群（非検診群）では三一万八五一五人のうち死亡したのが七四七人（747/318,515）、それが検診群では二九万七八一二人のうち五五八人（558/297,812）にまで減少するという結果である。

実数で見てもよくわからない。そこでパーセントに直してみる（表5−1−2）。すると、一三年間で〇・二三パーセントの乳がん死亡が〇・一九パーセントに減ったことがわかる。四捨五入すればどちらも〇・二パーセント前後である。両群の乳がん死亡率を直接比較した場合、直感的にはあまり差がないというのがこの論文の結論ではないだろうか。

ところが、この結果から、「乳がん死亡が二〇パーセント減少する」と結論付けられるのである。ここで一一九ページの「治療効果が示される構造」に沿って、結果を多面的に見てみる。検診群の乳がん死亡率を対照群の死亡率で割ると、0.19/0.23≒0.8となる。繰り返しになるが、これを「相対危険」と呼ぶ。対照群での乳がん死亡を一とすると、検診群では〇・八。両者の差は1−0.8＝0.2という計算となる。これをパーセントに直すと二〇パーセントとなるわけである。ちなみにこの二〇パーセントを「相対危険減少」と呼ぶ。

実際の論文では相対危険〇・八一、九五パーセント信頼区間が〇・七四〜〇・八七となっている。信頼区間というのは真の値が九五パーセントの確率で含まれる範囲と考えればよい。つまり効果を小さく見積もっても、乳がん死亡を一〇〇から八七に減らす効果があるということである。最初の〇・二三パーセントと〇・一九パーセントを比較すると、ほとんど差がないように思われたが、少なく見積もっても一〇〇の乳がん死亡が八七まで減ると聞くと、なんだか検診は有効であるようにも思えてくる。

ここで相対危険という指標に対して、「相対利益」という指標で検討したい。相対危険は乳がんで死亡した人の比で見るのであるが、それに対して乳がんによる死亡を免れた人の比で見るのが相対利益である。

検診群で乳がん死亡しない割合は九九・八一パーセント、対照群では九九・七七パーセントであるから、両者の比は、約一・〇〇〇五倍となる。これではとても効果があるとは言えないのではないか。検診を受ける人に対して、「検診を受けると乳がんで死なない率が一・〇〇〇五倍になりますよ」と言っても、検診の効果があるとは伝わらないだろう。

このように、検診の効果というのは数字の示し方によって印象が大きく異なる。にもかかわらず検診群で死亡率が低ければ、それがどんなに小さな差であっても、検診は有効であると結論づける。そういう社会の風潮があるのだ。

たとえ差はわずかであっても、検診を受けた人の乳がん死亡率は減っている。少なくとも増えているわけではないのだから、この結果を用いて乳がん検診を勧めることは間違いではないだろう。年齢で調整しても乳がん死亡が増えている社会全体としては、妥当なことのように思われる。ここでは検診を受ける／受けないという二分法がむしろ有効に思える。

質の高い研究に限ると

この論文の全体の解析では、前項で示したように、かろうじて乳がん死亡が減るという結果である。実はこの論文では独立した九つの論文を統合して結果を出しているのだが、そのうち実際に質が高く信用性も高い研究は四つである。その四つに限った分析結果も報告されているので、その結果についても見てみよう。

結論から言えば、四つの研究結果を統合した場合、「乳がん死亡が減少するかどうかははっきりわからない」という結果になっているのである。

具体的な数字で示そう。全体の解析では相対危険〇・八一、つまり一〇〇の乳がん死亡を八一まで減らすという結果に対し、四つの論文に限れば〇・九〇、すなわち一〇〇の乳がん死亡を九〇までしか減らさないという結果である。また九五パーセント信頼区間は〇・七九〜一・〇二で、検診の効果が小さいとすると、乳がん死亡を一〇〇から一〇二に増やす可能性もある。つまり乳がん死亡が減らない可能性もあるという結果なのである。

質の高い研究に限ると、乳がん死亡が減るのかどうか曖昧になる。質の低いものを含めた解析結果と質の高いものだけの解析とでは、後者で信頼が高いというのが普通の考え方だろう。

ところが、乳がん検診で乳がん死亡が減らないかもしれないという情報は、あまり表に出てこない。乳がん死亡を減らすという質の低い研究結果を含めた全体の解析結果のみが広がっていく。乳がん検診を受けるべきかどうかの指針となる乳癌学会の診療ガイドラインも、前者の乳がん死亡が減るという部分だけを引用して検診を勧めている。日本だけでなく世界各国のガイドラインにおいても、いずれも乳がん検診を勧めることで一致している。これは実に奇妙なことに思われる。

乳がん死亡以外の結果を比較する

乳がん検診による効果は、乳がん死亡についてさえ不明確である。それでは乳がん死亡以外の

表5－2　乳がん死亡以外の結果

	相対危険	95%信頼区間
死亡	0.99	0.97 ～ 1.01
乳房切除	1.20	1.08 ～ 1.32
放射線治療	1.24	1.04 ～ 1.49
がんの罹患	1.25	1.18 ～ 1.34
乳がん以外のがん死	2.42	1.00 ～ 5.85

出典：Cochrane Database Syst Rev. 2011 Jan 19; 1: CD001877.

結果がどうなっているのかも見ていこう（表5－2）。

まず総死亡についてであるが、相対危険〇・九九で、信頼区間で見てみると、一三年間の死亡を一〇〇から九七に減らすかもしれないし、一〇一に増やすかもしれないという結果である。検診を受けても受けなくても寿命にはほとんど変わりはないということだ。

次に乳房切除と放射線治療について検診群と対照群を比較すると、対照群では、乳房切除を受けることになる場合が一・二〇倍、放射線治療を受けることになる場合が一・二四倍多くなる。考えてみれば、検診によりがんが見つかるわけだから、見つかった後に受ける治療として、乳房切除や放射線治療が増えるのは当然の結果である。繰り返すが、乳がんの死亡は、一三年間でたかだか〇・二三パーセントから〇・一九パーセントに減少したに過ぎない。それにもかかわらず、乳房切除や放射線被曝の危険が一・二倍以上にもなるとしたら、これはやはり大きな問題である。

さらに乳がん以外のがんによる死亡についての結果を見てみよう。この結果は驚くべきものである。検診で見つかった乳がん患者は、検診以外で見つかった乳がん患者より、乳がん以外のがんによる死亡が二・四二倍多いというのである。信頼区間は一から五・八五と広く、確定的な結果ではないが、効果の小ささを考慮すると、危険を高く見積もった場合の五・八五倍という結果を無視するのは難しいように思われる。

乳がん検診の効果は、わずかな乳がん死亡の減少のために、多くの不要な乳房切除や放射線治療が行われ、そうした治療の副作用などが関連しているのか因果関係は不明だが、乳がん以外のがん死亡が増加する危険があるのである。

過剰診断の問題

ここまで示してきたデータだけからでも、乳がん検診の有効性というのはかなり曖昧であるということがわかる。さらに、乳がん検診には巨大な負の部分があるかもしれない。それは「過剰診断」の問題である。

検診で見つかる早期乳がんのうち一部は、その人の生死に無関係なものであることを避けがたい。たとえば、検診で乳がんが見つかり治療をしたが、結局ほかの病気で死亡してしまった。このようなケースは過剰診断のひとつである。実は、検診によるがんの診断では過剰診断が避けられないというのが常識である。

この事実は、多くの人にとって意外かもしれない。しかし、逆に過剰診断がないというのは、検診で乳がんと診断された患者は、もし検診を受けなかったら、みんな進行乳がんとなって死んでしまうということである。そもそもそんなことはありえない。たとえば検診で乳がんと診断された後、心筋梗塞で死んでしまうような場合は容易に想像できる。もし検診を受けなければ、乳がんと診断されて不安になることもなく、乳房切除や放射線などの治療による副作用も経験することなく、心筋梗塞で死ぬまでの時間をもっと有効に使うことができたはずである。この人にとって検診による乳がんの診断は過剰診断であると言っていいのではないだろうか。

さらに別の過剰診断もある。一般に、がんは一度できたら決してなくならないものと思われているがそうとは限らない。進行がんが消えてなくなる可能性だってゼロではない。進行がんの治療を全くしなくても、がんが消失してしまったという報告もある。検診で見つかる早期がんであれば、消失してしまう可能性はかなり高いかもしれない。あまりに小さながんを見つけると、発見が早すぎて、後に自然に消えてなくなってしまうようながんが含まれている可能性がより高くなる。もちろんこれは可能性なので、実際に乳がんでそのようなことがあるかどうか、明確なデータがあるわけではない。

ところが二〇一二年に、乳がん検診によって診断される乳がんの三〇パーセントは過剰診断であるという論文が報告された（*New Engl J Med* 2012; 367: 1998–2005）。この論文が根拠にしているのは、乳がん検診が開始されたのが一九八〇年代、それから三〇年を経て、早期の乳がんは二・五倍になっているものの、進行乳がんや転移のある乳がんが全く減っていないという事実である。これを根拠に、早期乳がんの三〇パーセントは過剰診断であるというのである。検診で見つけた早期乳がんは、検診を受けなくてももともと進行しなかった可能性があるというわけである。

早期がんだけが増えて、進行がんが全く減っていないというのは、いかにも奇妙である。乳がんは進行が遅いがんなので、検診導入後三〇年ではまだ効果が見えにくいという可能性はある。それならそれで、乳がん検診の効果は三〇年かかってもはっきりしないような小さなものでしかないということでもある。もしそうであれば、過剰診断の問題をますます避けることはできない。効果が小さいのであれば、小さな害も度外視できないからだ。

過剰診断以外にも検診によって進行がんが減らなかった理由はいくつか考えられる。論文の著者は、乳がん自体の経時的な死亡率の増加によって検診の効果がマスクされている可能性について考察している。検診が行われていなければ、もっと乳がんによる死亡率が高くなっていたのが、検診によって増加が抑えられた可能性である。しかし著者らは、その分を補正してもなお、三〇パーセントが過剰診断であると主張している。また検診で異常を指摘されても精密検査を受ける人が少なかった可能性もある。しかし、そうだとすれば、それはそれで検診自体が無効だという証明でもある。ただ現実には精密検査は高率で行われており、こうした理由で進行がんが減らないことを説明することはできない。

早期乳がんだけが飛びぬけて増加し、進行乳がんがほとんど減らない事実を、過剰診断以外の理由ですべて説明するのはかなり困難である。三〇パーセントが妥当な数字かどうかは別にして、過剰診断がかなりの割合で存在することはどうやら間違いなさそうである。

乳癌学会での出来事

二〇一三年の乳癌学会で、先の「過剰診断三〇パーセント」という論文をもとに議論の場が設けられ、私も発表者の一人として登壇した。そこで本書に示したような論文結果を中心に乳がん検診の負の部分に焦点を当てて発表した。私以外には二名の発表者がいたのだが、乳がん検診に反対の立場で発表したのは私一人であった。

そして三人の発表が終わり全体の議論に移った時のことである。議論を取り仕切る座長がまず言ったのは次のようなことであった。

「追加発言ですが、名郷先生の意見はよくわかりましたから、〇〇先生から追加の発言をお願いします」

私に追加発言の機会が与えられないのである。会場も何かざわついていたように記憶している。その後も私に発言のチャンスはなく、時間が過ぎてから私を指名した質問に対して一言答えただけで、終了となった。

この場で何が議論されたのかほとんど記憶にない。ただ検診の負の部分について取り上げられるということはなかった。それについて議論しようという気配すらなかった。どんな理由があろうとも、乳がん検診は進めるのだ、そういう雰囲気であった。乳がん検診をやめるという選択肢は最初からないとしか思えない。私の発表は単なるガス抜きなのか、一切議論の話題にはならなかった。

　同じような経験がもう一つある。それは検診に関わるある学会で、同様の内容の発表をした後のことである。座長が私の発表の後、全体の議論をキャンセルし、学会理事長を指名し、反対意見を促した。理事長は私の発表に対する反対意見を延々と述べたのだが、その中で頭の中に残っている言葉は以下のようなものである。

「検診事業をじゃまするやつは許さん」

　われわれはこういう世の中に生きているのである。単に勝手に流れている情報だけを見ていると、検診は有効だということになる。しかし、それほど有効ではないというデータは質の高い研究でしっかり示されている。それを話題にしようとしても無視される。

　この日私は、発表前に二名の記者より取材を申し込まれていた。そのうち一人は発表直前にキャンセルとなり、もう一人は発表後一時間ほどの取材を受けたのだが、結局記事にはならなかった。これもまた奇妙なことである。

　どんな研究結果が出ようと、都合のいいところだけを取り上げ、都合の悪いところは隠蔽して、検診を推進していこうという流れを、学会ですら止めることができないのである。前章で触れたバルサルタンについての論文捏造事件でも高血圧学会は何ら解決に向けた行動をとらなかった。乳癌学会は学会で取り上げる分まだましかもしれないが、そこで何かを解決しようという動きが全くないのは高血圧学会と一緒である。

広く示されるデータと隠されるデータ

降圧薬のデータでも見たように、世の中にわかりやすい形で流れる情報のほとんどは、高血圧の治療が重要、薬を飲めば脳卒中が予防できる、というような部分的なものばかりである。それはがん検診の有効性についても同様である。薬については副作用という点でチェックが入る面があるが、検診の負の部分というのは、ある意味一番情報が流れにくいかもしれない。しかし、検診に害がないということはないのである。むしろ益はなく、害のみがあるという場合も珍しくない。

前立腺がんはそのひとつである。一般住民を対象とした前立腺がん検診は、そもそも前立腺がんによる死亡が減るかどうかも明らかでない。むしろ減らないことを示す論文が多い。それに対し過剰診断はある一定の割合で存在することは間違いなく、前立腺がん検診は有害無益であることが、質の高い研究により示されている（*Cochrane Database Syst Rev.* 2013 Jan 31; 1: CD004720.）。

乳がんについても、先に述べたように大々的なキャンペーンを張ったこともあった。しかし、実際どれくらい乳がん死亡が減るのか、どれくらい害があるのか、過剰診断の可能性はどれほどなのか、そうした情報が広く流されることはない。

様々な情報が公平に流されるというのは幻想である。むしろ何かの影響や圧力により、ある情報だけが流され、他の情報が流されないことのほうが普通である。検診において、その傾向は極めて顕著である。

乳がん検診について、ひとつの論文をもとに長々と書いてきたが、乳がん検診が有効なのか有害なのか、それはデータの示し方次第ということである。乳がん検診が有効となるのは、有効というデータだけを示すからであって、有害という部分の情報だけを流せば有害となるだろう。しかし、有効という情報を流したい人が圧倒的に多く、有害だという情報を流したい人はあまりいない。そういう事実を知ることが、ここでは重要である。

二人の患者

少し本書の趣旨と離れたかもしれない。ここで強調したいことは乳がん検診は無意味だということではない。見方によって意味があるとも意味がないとも言えるということである。そして、世の中全体はそのうちの「有効である」という主張の方向にシフトしているということである。とりあえずそこに価値観を持ち込むのを避ける。中立的に多面的に論文結果を見ることの重要性こそ強調したいのである。

それでは、ここで二人の患者さんに登場してもらい、乳がん検診の問題をもう一度整理しておこう。

Aさん：三五歳女性。五歳の子供あり。三二歳の時に乳がん検診で早期がんを発見、治療し、現在健康。

Bさん：七五歳女性。全身倦怠にて病院を受診。乳がんの全身骨転移、肝転移。一カ月後に死亡。

二人の患者さんは、いずれも乳がん検診の重要性を示しているように思われる。Aさんは、がん検診を受けなかったら小さな子供を残して死ななければならなかったかもしれない。検診を受けて本当によかったと。

しかし必ずしもそうではない。乳がん検診を受けなければ、何事もなく子育てをし、子供が大学生になるくらいで乳がんが見つかり、その時点で治療して、その後再発なく暮らせたかもしれない。あるいは、放置してもなくなってしまうような可逆的な時期に見つかっており、放っておいても消滅したがんに対して、不要な医療を受けた可能性だってないとは言えないのである。

それではBさんはどうであろうか。Bさんも、もし乳がん検診を受けていたら助かったのではないかと、検診を受けなかったことを後悔したに違いない。しかし本当にそうだろうか。Bさんが六〇歳でがん検診を受け、乳がんが見つかって治療したとしよう。そうすると、それ以降、乳がんの再発の心配をしながら七〇歳までの一〇年を不安に生きたかもしれない。それに対し現実のBさんは、六〇代を何の不安もなく元気に過ごした。六〇歳から七〇歳の一〇年をとってみれば、がん検診を受けなかったほうが良かったという面もある。

さらに、七〇歳で検診を受け、早期乳がんを発見されたというような人も考えてみよう。先ほどの検診データで見れば、検診後二〇年では早期がんが増えるだけで、進行がんが減る状況は示されていない。この早期がんは九〇歳になった時点でもまだ進行がんになっていない可能性がある。日本の乳がん検診に年齢の上限は設けられていないが、高齢者ほど過剰診断の危険が高いので、余計ながんを見つけただけということになるかもしれない。がん検診を受けないほうがよかったというケースは、実は案外少なくないのである。

検診を受けて一見長生きを実現した人こそが、実は長くがんの不安と闘い続けたということかもしれない。検診を受けず、一見短命に終わった人が、がんの不安を避け案外幸せに暮らしていたのかもしれない。長寿を目指す、健康を目指すという行先は、実は多様なのである。目指したがために、不安になり、不幸になるという現実が確かにある。

がん検診の考え方

がん検診を議論するときには、「検診を受けてよかった」「検診を受けていなくて大変なことになった」という視点ばかりで語られるが、それはかなり偏った視点である。ここまで見たように、検診を受けたがために、余計な負担を強いられただけ、というケースもありうるのである。

検診は有効であると同時に有害である。乳がん検診についての論文を多面的に読み込むと、どちらの視点もそれなりに妥当な部分とそれなりに問題がある部分が存在する。

何が正しいということはない。むしろ何が正しいかというような議論は正しくない。私自身の現時点での考え方のひとつを述べれば、ただ正しいとか正しくないではなく、乳がん検診はすべての女性に勧めることはできないが、多様な視点から情報を共有し、個別の乳がんの危険を考慮しながら、個別には検診を受けるという判断もまた重要であるということである。

そうした判断は、質の高い医学論文を多面的に読み込んだという「文脈」に基づくものである。

第六章
認知症早期発見の光と影

増える認知症患者

多くの高齢者にとって認知症は最も関心のある健康問題のひとつだろう。世界一の長寿を実現しながら幸福でないという日本の現状の一部に、認知症は深く関わっているかもしれない。高齢になるほど認知症のリスクが高まるため、高齢者ほど認知症に対して不安や脅威を感じている。認知症に対する不安が、長寿によってもたらされるはずの幸福を打ち消している、という仮説を立てることもできる。この仮説は、長寿を実現しても幸福でない日本人の全体を説明することはできないとしても、一部を説明することは可能かもしれない。

ここからは認知症についての医学情報を吟味しながら、これまで同様、認知症を取り巻く医療の状況を多面的にとらえていく。

認知症患者数は、統計上のデータを見ると急激に増加している。

二〇一三年に発表された厚生労働省科学研究費による認知症対策総合研究の結果では、六五歳以上の高齢者のうち認知症の人は、推計で一五パーセント、二〇一二年時点で四六二万人にのぼる。年齢層別では、七四歳までは一〇パーセント未満の有病率が八〇歳を超える頃から急激に上がり、八五歳以上では四割、九〇歳では六割を超える（図6－1）。

認知症全体の増加の中で、特に一九九九年から二〇〇二年を境にしたアルツハイマー型認知症の増加にはすさまじいものがある（図6－2）。アルツハイマー型以外の認知症がほとんど増加していないのに対し、アルツハイマー型だけが増加している。原因はなんだろうか。生活習慣の悪化であろうか。それとも高齢化であろうか。しかし、ここ数十年で急激に日本人の生活習慣が変わったということはありそうにない。さらに高齢化についても、徐々に進んではいるが、急激な変化は認められない。

私は、一九八〇年代前半に学生として認知症の講義を受けた記憶があるが、その時には認知症（当時は「痴呆」と言った）のうち一番多いのは脳血管性痴呆だと学んだ覚えがある。

痴呆という病名が認知症に変わったのは二〇〇四年のことだが、これは重要なことであるように思う。このような言い換えの目的は何か。病名を変えることによって、その病気に対する世の中の受け止め方を変えようという狙いがあるのか。あるいはコトバ狩りのような理不尽な攻撃に、

図6－1　認知症有病率

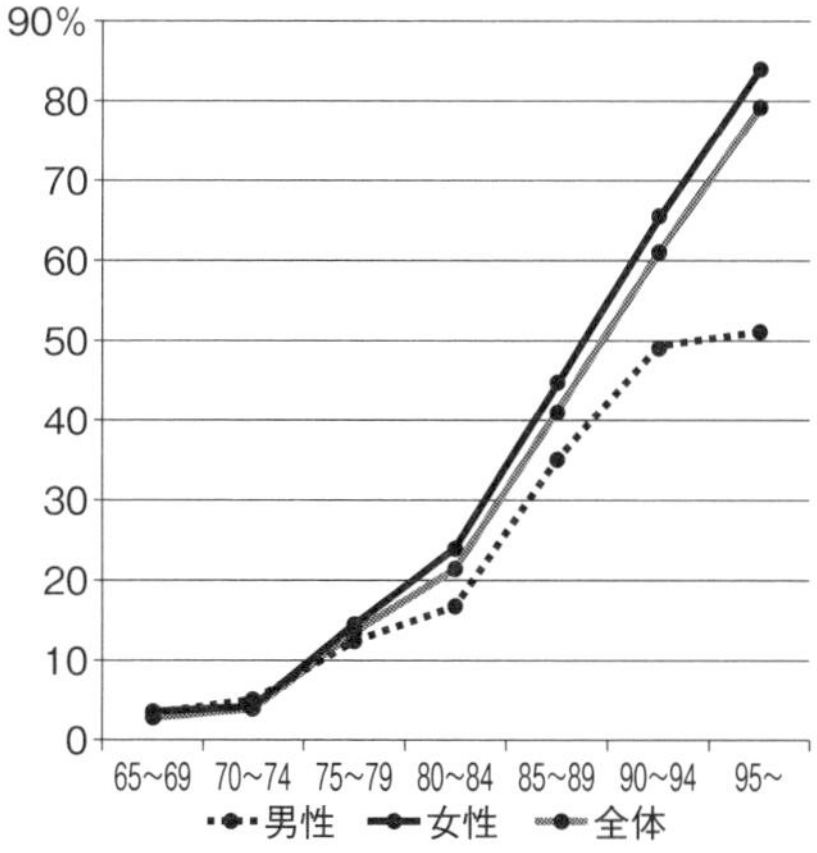

出典：公益社団法人長寿科学振興財団「平成 25（2013）年度の認知症対策総合研究」より作成

図6－2　認知症患者数（外来）の年次推移

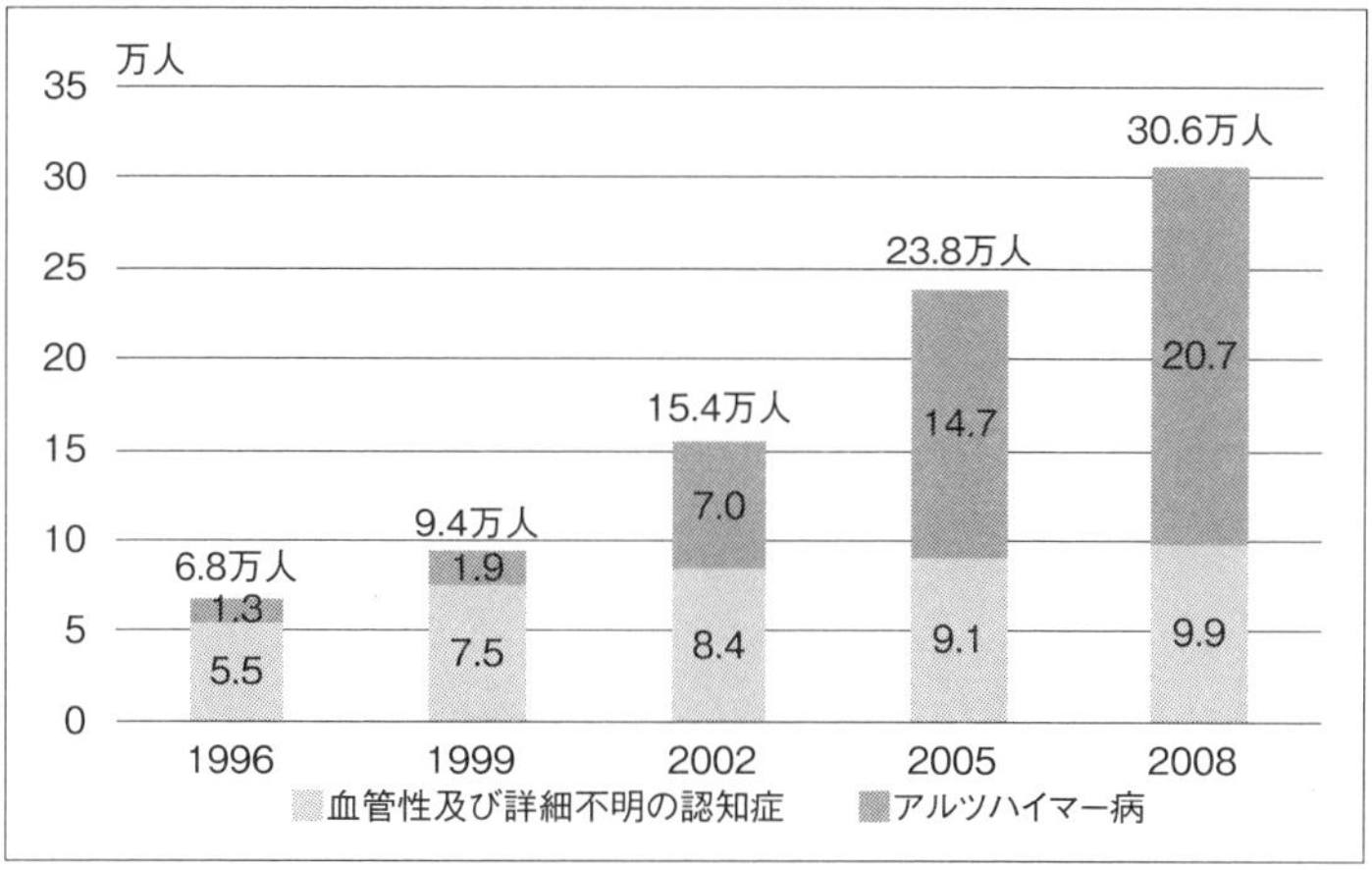

出典：厚生労働省「新たな地域精神保健医療体制の構築に向けた検討チーム（第2R：認知症と精神科医療）」より作成

あらかじめ対処しているのか。

認知症という病名はかなり変である。高血圧で言えば血圧症、糖尿病で言えば血糖症というような病名だ。認知機能が飛び抜けて高い場合も認知症と言うのか。もちろんそうではない。認知機能の低下に限って認知症と言うのである。それならなぜ、認知機能低下症ではなく、認知症なのか。さらに不思議なことに、早期の認知症は、「軽度認知障害（ＭＣＩ）」というのである。これが進行すると障害が取れて、単なる認知症になるのである。この病名の問題は本書のテーマとも深くつながっている。

コトバが世界を作るという。確かにそういう面はある。しかし、現実世界にないものは、いくらコトバがあったとしてもないのである。コトバだけがあると理解したほうがいい。ところが、病気の世界には、コトバが世界を作るという面が明らかにある。認知症も例外ではない。認知症というコトバは、そもそも現実世界にないものを表している可能性がある。私自身は、認知症というコトバを使うときに常になんだか不愉快なものを感じる。別にボケたっていいじゃないかと思っている。痴呆を認知症と言い換えることで、むしろボケを差別し、ボケは悪であると遠回しに明確化しているだけではないかという気がする。ボケは悪である。ボケというコトバは侮辱である。こうした二分法にもならない一方向性の思考というのは、最悪であると思う。このような言い換えは、私にとっては全く迷惑である。

話を戻そう。私の学生当時から三〇年を経て、病名も痴呆から認知症と変わり、疾患の割合も、総数も全く違う状況になっている。今はダントツでアルツハイマー型が一番多く、絶対数も他の型の数倍である。これもまた不思議なことである。

治療薬の発売と患者数の増加

一九九九年から二〇〇二年にかけて、認知症に関連した重要な事件がないか見てみると、容易に一つの事実が浮上する。アルツハイマー型認知症に対する初めての治療薬、ドネペジル（商品名アリセプト）が発売されたことである。ドネペジルはアルツハイマー型認知症のみを対象とした薬である。発売の時期と同時に、アルツハイマー型認知症の頻度が劇的に増加したのだ。

アルツハイマー型認知症の急激な増加は、ドネペジル販売のプロモーションが臨床医の行動に影響し、臨床医にアルツハイマー型認知症の診断を促し、それに対してドネペジルを処方するよう勧めた結果であるかもしれない。もちろんこれは推測に過ぎない。しかしこの推測には相当な妥当性がある。明確な根拠を示すことは困難だが、一臨床医として、それ以外には理由が見当たらない。多くの臨床医はこれに同意するのではないだろうか。今後この件については一度きちんと検証してみたい。

ただ、その実態は、認知症の薬が発売されたために、治療が不要な人まで認知症と診断し、薬を処方したというような悲惨な状況とは違うだろう。患者のことを置き去りにした悪辣な商業主義の結果、急激な認知症の増加を招いたのかというと、そうではない可能性が高いのだ。

認知症に有効な薬が発売されたので、認知症の人を探し出して早く薬を飲ませれば、認知症の進行を遅らせることができる。だから多くの人にできるだけ最新の有効な医療を提供しよう。そういったまっとうな善意が働いたというのが実際であったかもしれない。

しかし、そうだとすると、商業主義とは異なる、別の問題が立ち上がる。よかれと思って行われたことが、実はとんでもない結果を招くという、さらに深刻な事態である。認知症に対する医療の現状は、善意とは裏腹に、思いもよらぬ方向に走り出しているように思われる。

ドネペジルを嚆矢として、認知症治療薬（進行抑制薬）は今や複数発売され、高齢者医療の現場に定着した感がある。認知症の標準的な治療として、ガイドラインや教科書にもきちんと記載されている。そしてこのように、すでに確立した認知症の治療についても、第四章で取り上げた高血圧と同様の問題が存在する。

つまり、治療薬の効果は意外に小さく、副作用の危険や薬の値段は意外に高いのだ。認知症検査において、三〇点満点のところ二〇点未満だと認知症の可能性が高いと言われるが、一点か二点の違いにそれほど大きな意味はない。臨床の現場ではほとんどわからない。一五点と一七点の認知症の人を区別しろと言われても、一般の人にとっては全く不可能である。ところがそのわずかな違いによって、認知症の進行を遅らせるための薬を処方しようというのだ。これは降圧薬の効果よりさらに怪しい面がある。どうしてこれが有効と言えるのか、よくわからない。さらに値段は一錠数百円である。

しかし、ここでは一般的な認知症の治療についてこれ以上取り上げない。高血圧のケースの繰り返しになってしまう。ここからは、認知症の早期発見・早期治療という、ドネペジルなどの薬が認知症の治療として根付いた後に、あちらこちらで強力に推進されようとしている動きについて詳細に検討していく。

認知症の早期発見

二〇一三（平成二五）年七月二九日、東京都福祉保健局より、認知症早期発見・早期診断事業がスタートするというお知らせが、東京都のホームページに掲載された。おそらくここに悪意はない。認知症で困っている人たちを何とか助けたい、支援したいということに嘘はないように思われる。ここには東京都の善意が現れている。そう言って間違いはなさそうである。

「認知症早期発見・早期診断推進事業がスタートします
認知症早期発見・診断・対応のシステムづくりに向けて

平成25年7月29日
福祉保健局

東京都では、地域において認知症の人とその家族を支援するため、認知症の早期発見・診断・対応のシステムづくりを行う新たな事業を開始します。

区市町村が配置する認知症コーディネーターと、認知症疾患医療センター等の医療機関に配置する認知症アウトリーチチームが協働して、認知症の疑いのある人を把握・訪問し、状態に応じて適切な医療・介護サービスに結びつける等の取組を進めます。」

さらに東京都だけではなく、厚生労働省、学会、そしてもちろん製薬メーカーも、口をそろえて、早期発見・早期治療の意義を訴えている。

厚生労働省ホームページ

「早期診断、早期治療が大事なわけ：認知症はどうせ治らない病気だから医療機関に行っても仕方ないという人がいますが、これは誤った考えです。認知症についても早期受診、早期診断、早期治療は非常に重要です。」

第三回日本認知症予防学会学術集会の大会長挨拶

「世界アルツハイマー病協会の2011年度年次報告で早期診断、早期介入の意義がエビデンスに基づき提唱されています。」

エーザイのホームページ「アルツハイマー型認知症を支えるアリセプト」

「アリセプトによる治療を早期に開始することでアルツハイマー型認知症患者の認知機能や独立性をより長く持続させることができます。また、途中でアリセプトによる治療を中断した場合は、無治療の場合まで認知機能やＡＤＬ等が低下してしまいます。」

読者の皆さんは、こうした動きを見てどう思うだろうか。東京都民の多くは、税金を使ってでもぜひ行ってほしい事業だと思うだろうか。もちろんこうした事業に良い面はある。それを否定するつもりはないが、その良い面はあくまで一面に過ぎない。しかし、その良い面だけを見て様々な事業が進められているように思われてならない。

バルサルタンにおける製薬メーカー、乳がん検診における検診事業者のような決定的な利害関係者だけでなく、東京都のような自治体がこうした事業を積極的に進めようとしている。これはこれまでの問題とはやや性格が違うもののように思われる。

これまでの状況との若干の違いを踏まえながら、ここからは認知症の早期発見・早期治療の負の面に焦点を当てていく。

早期の認知症に対する薬の効果

確実な認知症患者ではなく、早期の軽度認知障害に対する薬物治療に関しては、ランダム化比較試験のメタ分析という質の高い研究が存在する（*Cochrane Database Syst Rev.* 2012 Sept 12; 9:

CD009132)。三年後に確実な認知症に進行した割合で見てみると、相対危険が〇・八四、九五パーセント信頼区間が〇・七〇～一・〇二とある。治療効果を大きく見積もれば、三年後の認知症への移行を一〇〇から七〇へと、三〇パーセント減らすかもしれないということである。しかし、逆に治療効果を少なめに見積もると、一〇〇から一〇二へと二パーセントほど、確実な認知症への移行を増やすかもしれないとも読める。統計学的には治療効果ははっきりしていないということである。

しかし、それでも治療効果を大きく見積もった場合の「三〇パーセント認知症への移行を減らす」かもしれない治療にかけてみようというのは、それほどおかしなことではないだろう。治療の良い面に焦点を当ててみれば、そういう結論に至っても当然である。

ただ、治療にはメリットだけではなく、コストや副作用という避けがたいデメリットが必ず存在する。それでは副作用についても見てみよう。

治療薬の副作用

副作用全体では相対危険一・〇九、九五パーセント信頼区間一・〇二～一・一である。こちらは少なく見積もっても二パーセント副作用が増加する。この差は治療効果と異なり、統計学的に有意である。

さらにここの副作用では、下痢が二・一倍、吐き気が二・九七倍、嘔吐が四・四二倍、筋肉の痙攣が七・五二倍、不眠が一・六六倍である。いずれも統計学的に有意な増加である。

　認知症の早期治療がもたらすのは、不明確な治療効果と明確な副作用の増加である、と言うこともできる。にもかかわらず今の時点から、各界がこぞって早期発見を積極的に推進しようというのは、どういうことなのか。さらに、東京都という公的機関までが、早期発見・早期治療をホームページで公言して推し進めようというのである。これはいったいどういうことか。

　そこには善意があるかもしれないが、合理的な思考や早期発見を支持する研究結果がない。製薬メーカーが推奨している認知症を早期発見して薬物療法を行うというようなやり方は、個別の患者に対しては考慮してよい方法かもしれないが、自治体を挙げて行うというようなものでないことは明らかではないだろうか。

薬物治療以外の治療

　ここまでの議論では薬物治療のみを取り上げてきたが、認知症の治療は薬物治療だけでなく、介護サービスなどによる生活支援のほうが重要で有効だという視点もある。そもそも早期発見の場合は、薬物治療を前提にしていないという反論があるだろう。もちろんその通りである。しかし、薬物治療以外の対策を取り上げるとしても、それにもやはり負の面はある。

　私自身のことで言えば、まだボケているかボケていないか、よくわからないような状況で、認知症予備軍として自治体にチェックなどしてほしくない。放っておいてほしいというのが正直な気持ちである。一般的に言っても、周りから認知症の予備軍として見られることによって、自分は認知症なのかと暗い気持ちになる人が多く現れるだろう。そうした明らかなデメリットに勝るメリットを提供できるかどうか、それが問題となる。

そこで適切に支援ができれば不安より安心が大きくなるかもしれない。確かにそうだ。しかし安心が大きくなるようなサービスが提供できるかどうか、よくわからない。認知症の専門チームなら対応できるというかもしれないが、そういうチームが軽度の認知症のような多くの人たちにサービスを提供できるほど、制度やインフラが整備できているかというと、とても追いついていないのが現状だろう。

軽度認知障害の発見は案外容易である。しかし発見された軽症者にどうやって対応するかは、まだまだ多くの困難な問題を含んでいる。数少ない専門家では到底多くの軽症者の対応は不可能である。そういう状況で早期発見・早期治療を推し進めれば、発見ばかりが独り歩きして、該当者にサービスが提供されないというような状況になる。それは最悪の事態のひとつだろう。

認知症の進行を遅らすことのデメリット

認知症の早期発見については、別に決定的な問題がある。これは血圧治療による脳卒中予防と対比するとわかりやすい。降圧治療によって、脳卒中が予防できるわけではない。脳卒中が先延ばしにされるに過ぎない。しかし、先延ばしにされることによって脳卒中なしに元気で過ごせる時間が長くなるわけで、これはわかりやすいメリットである。

それに対して、認知症の進行を遅らせるとはどういうことか。高血圧は脳卒中を起こすまでは全く元気で何の症状もない。一方、認知症患者では、治療薬によって物忘れや見当識障害などの症状がなくなるわけでなく、徐々に進行していくのだから、元気に活動できる時間が延びるというよりも、認知症の症状と付き合う時間が長くなるという面がある。これはある意味大きなデメリットである。

認知症患者にとって大きな不安やストレスとなるのは、ボケてしまうまでの過程である。その過程が治療により引き伸ばされるのである。不安やストレスにさらされる時間が長くなることをもって、薬が効くと言う。これを治療効果と呼ぶのはいったいどういうことなのか。これは治療効果の指標そのものが間違っていると言ってもいいようなひどい状況かもしれない。

早期発見による対象者の増大

さらに早期発見・早期治療となれば、莫大な患者数を相手にすることになる。先のデータで見たように、ただでさえ認知症患者数は急激に増加している。その上に、さらに軽症者を認知症と診断して対応するとしたら、いったい認知症者はどのくらいの数になるのだろうか。先の二〇一三年の厚労省研究班の資料によれば、軽度認知障害は四〇〇万人に上るという。しかしこれだけの数字が明らかにされても、早期発見・早期治療という方向性は変わらない。むしろ、人数が多ければ多いほど、より早期の対策が必要だという方向に進んでいる。それだけ多くの人に対して、公平なサービスが提供されるのかどうかという議論が不可欠であるにもかかわらず、そこはないがしろにされているように思われる。

この莫大な軽症患者を相手に、効果があるかどうかよくわからず、副作用が多く、一錠何百円もする薬を使い、多くの医者が診療に時間をかけて医療を提供する暇があったら、もっと進行した認知症患者のケアや支援に力を注いだほうがいいのではないか。いくら東京都が自治体として財政的に余裕があるといっても、早期の軽度認知障害対策よりも、すでに明確な認知症患者への対応をさらに強化することを優先するのが、自治体としてバランスの取れた対応ではないだろうか。

より多くの人に対して公平にサービスを提供することは、自治体として大事な視点ではある。しかし、広いサービスは薄いサービスになりやすい。早期発見を進めることは、そうした危険を孕む。そのことはもう少し強調されてもいいように思われる。

公的な機関が提供するサービスは原資が限られている以上、公平性だけでなく、優先順位付けが重要である。数が多いというのは優先順位を上げなければならないという面がある一方、効果が小さければ莫大な労力が無駄になる可能性もある。効果が小さい場合、そのような事業は重要な問題であっても優先順位を下げるべきだろう。

早期の認知機能障害の過剰診断

また、軽度の認知症患者の発見についても、乳がん検診と同様に過剰診断が問題となる。早期で発見すればするほど、進行しないような軽度の認知機能の異常がまぎれる可能性が高いからである。その点で、軽度認知障害が実際にどれくらいの割合で進行した認知症患者になるのか、検討した研究結果を見ておくことは重要だろう。

これに関してもすでに研究がある（*J Neural Neurosurg Psychiatr* 2008; 79: 1386–91. *Acta Psychiatr Scand* 2009; 119: 252–65.）。この研究結果によれば、軽度認知障害は年率五パーセントから一〇パーセントが進行するに過ぎず、四〇パーセントから七〇パーセントの患者はほとんど進行しない。逆に改善する患者もいるというのである。これは早期に軽度認知障害を発見すると、過剰診断率が乳がん検診よりもさらに高くなる可能性を示している。

さらに、最初に取り上げた論文の結果を四分割表で検討してみよう（表6－1）。薬を服用したグループで三年後に明確な認知症に進行した割合が一九・八パーセントに対し、薬を服用しなかった群でも二三・七パーセント。どちらも二〇パーセント前後と、大きな差はない。つまり、軽度認知障害の人の八割近くは、三年たったところで確実な認知症には進んでい

表6－1　認知症治療薬と認知症の関係（治療薬±毎で）

		認知症への進行	
		＋	－
認知症治療薬	＋	19.8%	80.2%
	－	23.7%	76.3%

ないのである。

過剰診断はおいしい

軽度認知障害を早期に発見して医療に取り込むことは、ある面において、医療者にとってとてもおいしい。右に見たように軽度認知障害は年率五パーセントから一〇パーセントが進行するに過ぎないのである。ということはどういうことが考えられるか。早期発見された患者に適当なことをやっていても、一年後、九〇パーセントの人は進行していない。そこで患者さんにこう言えばいいのである。

「早く見つかったおかげで、この一年、病状が進行せずに過ごすことができました。よかったですね」

早く見つかったおかげでもなんでもないのであるが、九〇パーセントはそれがあたかも医療のおかげであるかのように感じるのである。そしてさらに悪いことには、こういう医師が、本当に患者の役に立っていると勘違いしてしまうのである。こんなにお役に立てるのなら、ますます早期発見に努めなくては。そう勘違いしてしまうのである。

過剰な早期診断はおいしい。しかしそれは患者にとってではなく、実は医者にとってでもない。いったい誰にとっておいしいのか。そう考えるとよくわからない。ドネペジルなんかが投与されていれば、製薬メーカーにとってはおいしいかもしれないが。

認知症と正常者の境目

ここまで、そもそも認知症と正常者が区別できるかのような記述をしてきたが、認知症と正常の境目なんかない。おそらく誰もが納得するはずだ。さらに早期になればなるほど、正常者との区別は困難であることも明らかだろう。

しかし認知症の場合も、科学的な根拠が怪しいにもかかわらず、この境目はどんどん正常者に近づく方向に改定されていくのである。高血圧の基準が一六〇ｍｍＨｇから始まり一四〇となり、やがて一三〇になるのと全く同じ構造がここにある。曖昧な境目を利用して、基準がどんどん厳しくなる。高血圧で脳卒中になる人は一人も逃さない、高血圧の治療がそういう方向へ振れていくように、認知症の治療もそういう方向に進む。

境目が曖昧であるから、基準を厳しくして、認知症でないものを巻き込むことを避けようという動きが主流となっても決しておかしくはない。しかし、現実にそういう動きは弱く、軽度の認知症を見逃すまいとする動きはどんどん強くなるのである。

早期発見のための必要条件

早期発見を行うためには、さらに一般的な最低限満たすべき必要条件がある。ひとつは明確な診断基準があること。もうひとつは早期の患者に対する確実な治療が存在することである。

早期の軽度認知障害に対しては、はっきりした診断基準も、明確な治療方法も存在していない。認知症において、そもそも早期発見するための要件は満たされていないのである。

先に見た乳がんには、マンモグラフィーというX線撮影で専門医が一定の基準で異常を見つけ出す仕組みが確立されており、さらに検診による乳がん死亡の減少が示されている。そういう意味で、乳がん検診はその最低限の必要条件を満たしている。しかしその乳がん検診も、過剰診断を含めた害の問題を考えると、スクリーニングの十分な条件を満たしているとは言い難い。必要条件すら満たしていない軽度認知障害の早期発見は、研究事業として行うことがまず必要で、自治体が主体となって、幅広く推進するような段階でないことは明らかである。

医療による介入は、どうやっても過剰に行われる方向に振れやすい。認知症の早期発見のように必要条件すら満たしていないものでもどんどん進められる。医療的な介入が、無効／有効という二分法でとらえられる限り、どんなに科学的な根拠を欠いているとしても、有効の方向に振り切れてしまう現実を認知症早期発見の例から学ぶことができる。

善意が地獄につながる

「地獄への道は善意で敷き詰められている」という言葉がある。カール・マルクスによるという説があるようだが、出典ははっきりしない。誰が言ったにせよ、至言である。医療というのは、ひとつ間違うと善意が容易に地獄への道となる。超高齢者に対して降圧薬を飲ませ続けることや、乳がんの過剰診断もそういう問題のひとつかもしれない。そして、認知症も同様である。そこには悪意どころか、善意に支えられていた面がある。

早期に認知症を発見して、そうした人に何とか適切な支援を届けたい、そういう善意は必要である。しかしその善意だけでは、むしろ認知症患者を不幸にさせるだけかもしれない。早期発見された軽度認知障害の患者を、より長い期間不安にさらし、進行を遅らせる有効な治療がありますと言って、さらに薬の副作用で苦しめるだけかもしれない。あるいは認知症だというラベリングをされただけで、実際に何のケアも受けられないという最悪の結果になる危険もある。自治体も、こうした事業に多くの税金を無駄に投入することになる。

こうして認知症早期発見の負の面に焦点を当てると、この善意が地獄へつながっている可能性はかなり高いのではないだろうか。

第七章
ワクチン接種がなかなか進まない日本

第二部の最後は、ワクチンの問題を取り上げる。

これまでは、効果が小さく害が大きいにもかかわらず、有効性のみが強調されるというような例ばかり見てきた。ここではワクチンを例に、これまでとはかなり違った状況を見てみたい。「かなり違った」というより、正反対の状況が明らかになるだろう。

ワクチン後進国としての日本

日本はワクチンについてかなり遅れた国のひとつである。先進国の中で、水痘やおたふくかぜ、B型肝炎に対するワクチンが公費で接種できない数少ない国のひとつが日本である。水痘については、二〇一三年度末、公費接種が近々実現するというニュースが流れたが、おたふくかぜ、B型肝炎についてはまだまだ先の話のようだ。子宮頸がんを予防するためのヒトパピローマウイルスワクチンは、いったん公費になったものの、副作用の懸念から、積極的には接種を勧めない予防接種に逆戻りである。

こうしたワクチンに関する後進性をどうとらえればいいのか。乳がん検診や認知症の早期発見のように、先進的であることがむしろ害をもたらし、後進的であることのほうが重要なのか。それとも、本来ならもっと進めていいものが後れているのか、これまでの問題との対比においてとらえていく。

ワクチンの効果

まずいくつかのワクチンの効果について簡単に見ておこう。簡単に見ておくというのは本書のやり方とは違うように思われるかもしれないが、これまでの降圧薬や検診、認知症の治療薬の効果との比較において、そうした詳しい検討は不要であるように思われる。具体的な数字を示そう。

たとえば、未だ公費接種の見通しが立たないおたふくかぜワクチンについては、一回の接種で六五パーセント程度のおたふくかぜが予防でき、二回の接種で八五パーセント前後の予防が可能である（*Cochrane Database Syst Rev.* 2012, Issue 2. Art. No.: CD004407.）。ヒトパピローマウイルスワクチンに関しても、前がん病変を九〇パーセント以上予防するというデータがある（*New Engl J Med* 2007; 356: 1915–27.）。これらの二つの研究は、ランダム化比較試験であったり、それをまとめたメタ分析という質の高い研究である。B型肝炎ワクチンでも、ランダム化比較試験による検討ではないが、七〇パーセントの肝がんによる死亡が減少するという報告がある（*Recent Results Cancer Res.* 2009; 181: 85-94.）。

ここで示した数字は、相対危険減少という指標で、医療の効果を最も際立たせる指標のひとつである。それを割り引いて見ていく必要があるが、一〇〇のおたふくかぜを一五まで減らし、一〇〇の子宮頸がんの前がん病変を一〇にまで減らし、肝がんによる死亡を一〇〇から三〇にまで減らすのである。いずれも降圧薬や乳がん検診の効果を最も大きく見せた場合をはるかにしのぐ効果が示されている。降圧薬で高齢者の脳卒中を三〇パーセント予防するとか、乳がん検診で二〇パーセントの乳がん死亡が減少するという効果に比べて、ワクチンの効果は明確である。

ワクチン効果の公共性

ワクチンの効果は高血圧の治療や乳がん検診と異なる面がある。降圧薬はあくまで薬を飲む人の脳卒中を予防するだけで、飲まない人の脳卒中の予防にまで影響することはない。乳がん検診も、検診を受けた人の効果が、受けない人の乳がんの予防につながるということはない。それに対してワクチンは、ワクチンを打つ人がワクチンを打たない人の健康にまで影響する。

ワクチンを打つ人の割合が多くなれば、対象となる病気の流行が減衰し、それによってワクチンを打たない人の病気の危険性も少なくなる面がある。ワクチンを打たなくても大丈夫だと言っている人は、多くの人がワクチンを打つことによって病気の流行がなくなり、結果的に病気を免れているのだ。多くの人がワクチンを打つような時代が長く続くことで、その病気そのものが絶滅し、あとの時代の人はワクチンを全く打たなくて済むようになるのである。この具体的な例が天然痘である。長年にわたる天然痘ワクチンの接種により、天然痘ウイルス自体が絶滅し、今では天然痘ワクチンは打つ必要のない世の中になった。天然痘になる危険がない現代は、これまでの天然痘ワクチンを打ってきた多くの人の上に成り立っているのである。ワクチンには、病気の治療やがん検診にはない、公共的な大きな効果がある。

ワクチンの副作用、コスト

もちろんワクチンにも副作用があるし、コストがかかる。副作用の中には、アナフィラキシーショックのような命に関わる副作用もある。ヒトパピローマウイルスワクチンで話題となった局所疼痛症候群は、重症なものでは全身の痛みのため日常生活に大きな支障をきたすような重大な副作用のひとつである。確かにヒトパピローマウイルスワクチンの副作用の頻度は、他の予防接種に比べて高いというデータはあるが、厚生労働省のホームページで報告されている局所疼痛症候群の頻度は、八六〇万接種に一回ときわめてまれである。

アナフィラキシーショックにしろ、局所疼痛症候群にしろ、その頻度は、何十万何百万接種に一回というように、降圧薬の副作用よりはるかに少なく、乳がん検診の三〇パーセントにも上る過剰診断のような大きな問題はない。コストでいえば、数回の接種で長期間効果が得られることからすれば、一日何十円もして何年も飲み続けなければならない降圧薬より、はるかに小さなコストしかかからない。そこには計算するまでもないほど大きな差がある。

また一般的に言ってワクチンの副作用は、薬に比べて頻度が低く、本当に関係があるかどうかよくわからないものまで、よく検討されている場合が多い。ワクチンは全くの正常者が受けるという意味で、それは当然のことではある。しかし、実は高血圧や糖尿病も、軽症者は何の症状もなく、ワクチンと同様の厳しい副作用のチェックが必要なはずである。しかし、ワクチンの副作用チェックに比べて、降圧薬や糖尿病薬の副作用チェックや副作用情報を広く世に知らせる動きはきわめて甘いように思われる。

論文捏造で話題となったバルサルタンを含むアンジオテンシンⅡ受容体拮抗薬には、他の降圧薬よりがんの危険が高いという論文があるが（*Lancet Oncol.* 2010 Jul; 11(7): 627–36.）、これはワクチンの副作用と同じ程度には取り上げられるべき問題である。しかし、この論文がマスコミで取り上げられたのを見たことはない。ヒトパピローマワクチンの副作用で騒いでいるマスコミは、なぜ降圧薬の副作用で騒がないのか、ぜひよく考えていただきたい。

何から始めるか

超高齢者の降圧治療、乳がん検診、認知症の早期発見、おたふくかぜワクチン、B型肝炎ワクチンなどのワクチンのうち、まず何から始めるかを考えたときに、その答えは明らかであるように思われる。もちろんすべての医療を進めないという選択肢もあるが、どれから進めるかという視点で見れば、降圧治療よりも、乳がん検診よりも、認知症の早期発見よりも、おたふくかぜワクチンやB型肝炎ワクチンの公費接種をまず進めるというのが合理的な判断のように思われる。

しかし、現実はそうではない。八〇歳以上の人の高血圧はどんどん治療され、乳がん検診や認知症早期発見もどんどん進められる。しかし未だおたふくかぜワクチン、B型肝炎ワクチンは公費での接種ができない。誰も推進しないので、多くの人はしなくていいと思っていたりする。また、ヒトパピローマウイルスワクチンは積極的に接種を勧めないとされたままである。

こうした優先順位付けは、少なくとも学問的なものではない。学問的な優先順位付けであれば、ワクチンを優先すべきなのは明らかなように思われる。学問的、科学的というような文脈を無視しなければこの状況を理解することはできない。

ヒトパピローマワクチンの問題

学問的に理解することができないものとして、ヒトパピローマワクチンの問題は格好の教材のように思われる。ヒトパピローマワクチンの問題は複雑である。単に副作用の危険があるというだけの問題ではない。頻度の低い副作用に対して圧倒的な効果が示されているにもかかわらず、接種の勧奨が中止されるというのは、これまで取り上げてきた問題とは逆である。こういう状況では、これまでの文脈を離れることこそ必要なように思われる。これまでの医療をすべて有効と言いたい、とにかく医療を提供したいという文脈ではこの状況を説明することはできない。

先に述べたように、最大の問題となっている局所疼痛症候群は、前がん病変を九〇パーセント減らすという効果に対してきわめて小さなもので、頻度もまれである。少なくとも予防接種の勧奨を中止するようなものではないと思われる。しかし、現実は接種の勧奨中止である。ここで起きているのはいったいどんなことか。

これがヒトパピローマワクチンのみの問題であれば、理解できないことではない。正常者に行われるワクチンの副作用は、治療薬より厳しく対応する必要がある。しかし、乳がん検診や認知症早期発見も正常者に対して勧められているのと比較すると、どうにも理解が難しくなる。少なくとも乳がん検診や認知症早期発見よりも効果は明らかで、副作用は少なく、コストも少なくて済むし、さらにワクチンはできるだけ多くの人がその接種を受けること自体が重要となるからである。

ヒトパピローマワクチンを見合わせなくてはいけないような問題があるとすれば、それは副作用のせいではない。前がん病変を予防したという研究結果があるだけで、子宮頸がんによる死亡を予防したというデータがない点であろう。降圧薬で言えば、血圧を下げるとか動脈硬化を予防するということではなく、その先の脳卒中などの合併症を予防するということがわかって初めて有効と言える。このヒトパピローマワクチンの有効性を示した論文を、降圧薬の効果を検討した論文になぞらえれば、血圧を下げただけというレベルほど不十分ではないが、脳卒中を予防したというレベルをクリアする研究結果ではないということである。だから副作用についての懸念がある以上、子宮頸がんによる死亡が減少するという研究結果が出るまでは接種を見合わせようというのなら、それは合理的な議論である。

しかし、ヒトパピローマワクチンの問題を取り上げる際に、この前がん病変の予防効果しか示されていないという点を指摘した議論はほとんど見かけない。あくまで論点は「副作用のみ」である。

細部には様々な議論の余地があるが、ワクチンとそれ以外の問題の比較という視点で見る限り、ここで起きていることはかなり異常である。推進すべきデータがかなりそろっているワクチンを進めることに消極的で、推進すべきデータが曖昧な乳がん検診や軽度認知障害の早期発見がどんどん進められる。ワクチンに関しては、むしろそれを止めようとする動きが明確である。有効であることが示されているにもかかわらず公費接種が受けられない多くのワクチンや、効果の大きさに比べてきわめて頻度の少ない副作用で接種が中止になるワクチンの例が、この事実を示している。

同じ医療の問題でありながら、片や極端に医療が進められる。片やなかなか進まない。なぜか。

ここには案外わかりやすい背景がある。降圧薬や乳がん検診、認知症の早期発見のあとには、高血圧患者、乳がん患者、認知症患者に対して医療を提供するという次のステップがある。しかし、ワクチンは病気を予防して終わり。その後医療を提供する必要がない。これが決定的な違いである。前者にはその後の医療を提供したい利害関係者がたくさんいるわけだが、後者にはそれがない。利害関係者は、病気を予防できる当事者（ワクチン接種者）以外にほとんどいないということである。

そしてもうひとつは年齢の問題である。血圧、乳がん、認知症、それらの対象は成人もしくは高齢者である。それに対してワクチンは、大部分が小児や年少者である。これもまた二者の違いをもたらす大きな背景のように思われる。

これは私の仮説に過ぎない。しかし、十分検討に値する仮説である。

全体像に向き合う必要性

長生き、健康を目指すことは間違っている。本書をそんな意見でスタートした。そして、第二部で示した事実は、そうした主張と整合的であるように思われる。

ここで取り扱った例と、長生き、健康を目指すことが幸福につながるというような単純な思考とのギャップについて、もう一度整理しておこう。

最初に取り上げた高血圧については、有効な治療薬があるのだが、その効果は多くの患者の期待とはかけ離れ、意外に小さいもので、その小ささが世の中に伝わっていない。伝わっていないだけではなく、その小ささを伝えないようにして、できるだけ効果を大きく見せかける伝え方が科学論文の中でも主流となっており、多くの高血圧患者は治療効果に過大な期待をかけてしまう。

バルサルタンに関する論文捏造事件に触れたが、そこでは別の有効な治療があるにもかかわらず、製薬メーカーの主導により、高くて新しい薬が真っ先に使われる風潮がすでに出来上がっている。それは皮肉にも、論文捏造をしたことが疑われるメーカーよりも、そのような不正をせずに通常の営業だけで薬を売るメーカーのほうがより多くの薬を売り上げていることで示されている。医者や患者に届けられる情報はきわめて限定されており、結局はメーカーの営業力により薬が処方されているというような状況がある。

また乳がん検診では、確かに有効な検診があるのだが、有効な部分の情報だけが流され、検診の負の面が全く取り上げられず、害が伝わっていない現状を見た。

次に、認知症の早期発見を例に、善意といえども、結果的には多くの患者に害をもたらす危険があることを見てきた。

どれもこれも、医療が有効だということを過大に強調し、その害の部分を意図的であるにしろ無意識的であるにしろ、覆い隠すような強固な構造がある。そういう構造の中で最悪なのは、医療に対する期待をかきたてられる一方で病気に対する不安を煽《あお》られ、治療を受けたとしても、その不安を払拭するような効果を得られず、かえって不幸になってしまうという結末である。

第一章で見た長生きと幸福の乖離は、医療を受けられないためではなく、こうした医療を受けることそのものに原因があるように思われる。

それに対し、最後に取り上げたワクチンの問題は対照的である。大きな効果があるにもかかわらず、副作用ばかりが強調される場合が多く、なかなか普及しない、日本には特にそういう傾向がある。その背景には、予防接種を行うとその後の医療が不要になるという面があり、ここが先の三つの例との決定的な違いである。

多くの医療の提供につながる医療行為はどんどん進められ、その後の医療を不要にするようなものは普及しにくい。科学的なデータはその全体が覆い隠され、その医療行為を進めたければ効果の面が強調され、進めたくなければ副作用やコストが強調される。そういう現実が、ここに明確に示されているのではないだろうか。

どんな医療行為にも有効な面と無効な面がある。害やリスクも孕んでいる。有効／無効という二分法を乗り越え、その曖昧さ、全体像に向き合う必要性は、ここでもまた同じように示されている。

第三部

医療の役割

第八章
医療はどうあるべきか

本来の医療

世界一の長寿が達成された今の日本において、医療の役割とは何か。長寿が幸福をもたらさない日本において、医療の役割とは何か。医者が超高齢者にも降圧治療を勧めることや、国および自治体が乳がん検診を推進することや、軽度認知障害の早期発見の導入やワクチンの公費接種の拡大は、それぞれ医療の役割としてどういう意味があるのか。

ここまでは、科学的な医療情報を軸に医療の現実がどうなっているかという視点で論を進めてきた。本章では、これまで取り上げてきた「現実」を踏まえ、医療のあるべき姿とはどういうものか、「本来の」医療の役割とは何かという視点でもう一度考えてみたい。

しかし、この「本来」というのがまた難しい。たとえば、次の文を読んで、どう感じるだろうか。

「八〇歳を超えるような超高齢者の高血圧患者も、降圧薬による治療で脳卒中を予防できるという科学的な根拠に基づき、本来は治療されるべきである」

多くの人は特に違和感を覚えないだろう。「科学的根拠があるのだから問題ない」とすんなり受け入れるのではないか。しかし、ここまで本書を読んでこられた読者の方は、それが「本来の」医療でないことをおわかりだろう。この一文の意図は、その時々に影響力を持つ利害関係者の価値観に過ぎなかったりする。科学的で客観的な、誰もが同意するような医療が存在するわけではないことは、これまでの検討で明らかである。

先の言説は、同じ根拠に基づきながら以下のようにも説明できる。

「八〇歳を超えるような超高齢者の高血圧患者も、降圧薬による治療で脳卒中をわずかに先延ばしできるだけで、本来は治療されるべきではない」

ひとつの根拠に対して背反する結論が導かれるわけだ。どちらか一方に対して「本来」というような言い方をするには無理がある。

ただ、どちらか一方を採るのが無理だからといって、多数の同意を得た方向に医療が向かうわけでもない。現実に起きていることは、多くの人の同意を得るというようなプロセスではなく、むしろ情報を隠蔽、あるいは重み付けをして、あらかじめ利害関係者に都合のいい決定がくだされるよう仕向けられている。バルサルタンの論文捏造事件は、それが極端な形で現れたものだとも言える。しかも、捏造までして科学的な根拠を強化したにもかかわらず、それによって薬の売り上げが急増したというような事実はない。科学的な根拠が強化されれば、「本来」の医療はそれを治療に導入して、その薬の売り上げが伸びる。そう考えるのが理の当然だが、捏造であるか否かにかかわらず、現実にはそうはなっていない。ここでも「本来」ということを考えるのは困難だ。実際、超高齢者の高血圧においては、捏造でない質の高い論文があるにもかかわらず、やはり治療するのが「本来の」医療だとは言えないからである。

結局のところ現実の医療は、誰かの、あるいは何かの価値観に基づいているに過ぎない。そしてここまで述べてきたことをもまた、筆者である私の何かの価値観によって取り出されたものである。分析と検討の背景には、必ず分析者の価値観がある。しかし、本書では私は可能な限り偏った価値観に拠らず、中立に、文脈から離れて検討することを心掛けてきたが、それでも絶対的な中立ではありえないし、文脈から完全に自由になったわけではない。

ここまでで明らかになったのは、一見妥当な「本来の」医療の分析であっても、単にある価値観に基づく偏った医療に過ぎないという「現実」である。ではここから先、どこを目指せばいいのだろうか。

「目指す」というコトバの先には、「理想の医療」があるかもしれない。この「理想」というのがまた厄介である。なぜなら「理想」は、不老不死につながりかねないからだ。不老不死は現時点ではかなえられない見果てぬ夢である。仮に実現したとしても、それが幸福をもたらす可能性は低い。繰り返しになるが、日本は世界一の長寿という「理想」を実現したにもかかわらず、幸福を実現できていないのだ。理想を求めることが、むしろ医療を袋小路に追い込んでいるような気さえする。それならまだ「理想」よりも「本来」のほうが、現実的な分マシかもしれない。

本書でこれまで取り扱ってきたのは「現実」の医療である。「現実に起こっていること」という視点を一貫して重視してきたが、「現実」から「本来」へ、どう向かえばいいのだろうか。本章の最初に「本来の医療」と掲げてみたが、どうにもしっくりこない。どのような言い訳を積み重ねても「本来」という言い方は気に入らない。しかし、どこかへは向かうほかない。そのどこかが「本来」なのかもしれない。そして、「本来」を語るためには、「本来」というような一語で片づけることは不可能で、多くの記述の積み重ねが必要である。むしろ一言で済ますなら、「本来の医療などというものはない」と断言するほうが、本来に向かう道であるような気がする。

些《いささ》か心もとないが、とりあえず、「本来」らしき「どこか」に向かって話を進めることにする。

死なないための医療か、死ぬからこそある医療か

医療は生死と深くつながっている。本書を生存曲線から始めたように、ここでも医療の役割を、生死とのかかわりで考えてみよう。

ここで読者の皆さんに質問である。

医療の役割は、人を死なないようにすることなのか。逆に、人が死ぬからこそ、医療の役割が

あるということなのか。

多くの人にとって後者は、そもそも理解しがたいのではないだろうか。死なないように、医療がその役割を果たしてもらわないと困る。死ぬから役割があるのは僧侶だろう。それが率直な反応ではないか。

では医師はどうか。世界一の長寿を達成した日本といえども、病院で働く医師の多くは、患者が死なないようにするために役割を果たしているというのが実感だろう。しかし、それではもう現実の医療は回っていかない。人間の死亡率は一〇〇パーセントである。どこかで必ず亡くなる。高齢者が増えて、どこの病院でも九〇歳、一〇〇歳の入院患者が珍しくはなくなった。こうした超高齢者はどうやっても亡くなってしまう。彼らに対して、一体どこまで死なないように医療を提供するのか、という問題がある。

多少話が横道にそれるが、「どうやっても亡くなってしまう」と何気なく書いたことに、少し触れておきたい。こうした言い回しが問題となるのが医療の現状である。「どうやっても亡くなってしまう」とはどういうことかと、目くじら立てる人がいる。医療はどこまでも患者に対して「亡くならないようにすべきだ」。そういう意見がある。また、本人に意識がないような状態でも、可能性がある限りどこまでも積極的な医療を提供してほしいという家族は意外に多い。実際、重度の認知症患者の後見人が、「少しでも異常があれば必ず精密検査をお願いします」と言って対応に困ったこともある。「意外に」というコトバもまた同じように問題となるかもしれない。救急医療の現場は、そうした状況によってかなり疲弊している。

話を戻して具体的に見てみよう。たとえば一〇〇歳の人が突然意識を失い、救急搬送、搬送先の病院で亡くなったという例で考えてみる。このようなケースでも、一応心臓マッサージを行い、点滴を行い、多くの病院の医師は死なないような医療を提供するが、多くは積極的な延命を期待して医療を提供しているわけではない。むしろ患者の意識がないままに心臓だけが動いていて、人工呼吸器をつないで集中治療室に入るような状況を避けたいと思っていたりする。

結果的には患者が亡くなったとき、それでも医師は、「手を尽くしましたが、残念ながらお亡くなりになりました」と言うだろう。多くの病院の医師は、死なないような医療の提供は表向きで、手を尽くしましたが残念ながらお亡くなりになりましたというような「儀式的」な医療を提供している場合が多い。表向きは「死なないようにする医療」ではあるが、実質的には「死ぬからこそある医療」という側面もある。

こうした事例からわかるように、現代の日本の医療は、もはや死なないためだけに役割を果たすという時代は過ぎたように思われる。病院の医師も、それを実感しているに違いない。急激な長寿社会が到来した日本においては、「死なないための医療」だけでなく、「死ぬからこそある医療」の役割を考えることが特に重要ではないか。本章で医療の役割を考えるにあたって、まずこの「死なないための医療」と「死ぬからこそある医療」の二つの医療の役割を検討することから始めよう。

時代とともに医療の役割はどう変わったか

ここでは、医療の変遷を時間軸に沿って大づかみにたどりながら考えてみたい。

かつて医療が呪術であったころには、人が死ぬからこそ医療があったという面が強いだろう。死がなければ、医療の必要はなかったに違いない。ただ原初の医療は人を死なないようにすることもできず、死ぬことを受け入れるためのひとつの方法として存在したのだろう。

現代につながる医学の進歩は科学の進歩に伴うものである。しかし、その歴史を振り返っても、どのあたりから科学をバックグラウンドにした医療となっていったのかはっきりしない。呪術と科学の境界は判然としない。今から二〇〇年ほど前、アメリカの初代大統領ジョージ・ワシントン（一七三二―一九九）は、今ではとうに捨て去られた間違った治療である瀉血《しゃけつ》によって死亡したとされている。瀉血とは、治療の目的で大量の血液を採ることで、医学の祖と言われるギリシャのガレノス（一二九頃―二〇〇頃）の時代から治療の重要な位置を占めていた。ジョージ・ワシントンの時代にも、瀉血は最先端の医療だったのである。二〇〇年前にはまだ医療は呪術の域を脱していなかった面がある。しかし、そこにはすでに「死なせたくない」という欲望が大きな役割を果たしている。死なせたくないために、当時最高であった瀉血治療を行ったのである。その時点ですでに、死なないための医療へと移行していたとも言える。

ところが死なないための治療である瀉血が、結果として、ジョージ・ワシントンを早く死なせる医療となってしまった。この出来事は現代においても示唆的である。死なせない医療の登場は、現実に患者を死なせなかったかどうかとはまた別なのである。死なせない医療の基盤には、科学以外にも多くの因子が関係している。そのうちのひとつは、死にたくない、生きたいという欲望である。

呪術から始まり、やがて科学を基盤とした医学が進歩する中で、死ぬからこそ存在意義があった医療が、死にたくないという欲望とともに、死なないようにするための医療へと変貌を遂げていく。その欲望の増大が、医療を進歩させる原動力であった。生きたいという欲望を推進力に、科学をバックグラウンドとすることで、死なないようにする医療は大きな成果をもたらした。そのひとつの例として、日本が実現した長寿社会がある。

現在の医療も、死なないようにするための医療の延長上にある。死にたくないという欲望も、ますます増大しているように思われる。

ジョージ・ワシントンの時代には、死なないようにしてほしいという欲望に対して医療が役割を負ったが、実際には死んでしまうことも多かった。その後、科学の進歩とともに、その欲望を満たす死なない医療が達成された。死なない医療が幸福をもたらした時代である。しかし今、死なないようにする医療は、幸福をもたらしていると言えるだろうか。死なないようにすることが、むしろ不幸を招いているかもしれない。欲望は幸福をもたらす原動力になっているだろうか。欲望はどこまで行っても満たされない。いったん幸福をもたらしたかに思えた後も、人の欲望は肥大し続ける。平均寿命が八〇歳になろうとも、九〇歳になろうとも、欲望は満たされることはない。

死なないようにするための医療は、もはや長寿世界一を達成した日本では限界にきている。害悪すら、もたらしているかもしれない。七〇歳を過ぎてから急激に死んでいく長寿社会においては、死なないようにする医療だけでは不十分である。再び、「死ぬからこそある医療」が必要になってきている。

現代の「死ぬからこそある医療」は、医学が呪術であった時代とは状況が全く異なる。「死なないようにする医療」が医療の王道として存在し、「死ぬからこそある医療」の役割が見えにくくなっているからだ。これが現在の医療を考えるうえで困難の一局面となっている。

二度目の「死ぬからこそある医療」

呪術の時代の「死ぬからこそある医療」と、「死なないようにする医療」の時代を経たうえでの「死ぬからこそある医療」には、大きな違いがある。

人は長生きをすればするほど、「死なないようにする医療」の大きな恩恵を受ける。あるいは受けたかのように感じる。また、その恩恵を期待する。そういう時期を経て、どうやっても死んでしまう時期を迎える。そこで「死ぬからこそある医療」の役割が必要なのだが、そう言われても何の事だかわからないかもしれない。

医療の役割は変わる。時代とともに変わるのは当然だが、個人の人生の局面においても変わる。しかし役割が変わる境目がはっきり存在しているわけではない。境目がはっきりしていないので、どうしてもいつまでも「死なないための医療」を引きずってしまう。たとえば二〇歳だったら「死なないための医療」の恩恵を大いに受けるだろう。三〇歳だったら、五〇歳だったら……と境目なく歳を重ねるうち、七〇歳過ぎればみんな死んでしまうのだとしても、そこでも「死なないための医療」を求める。死なないように何とかしたいと思う。実際、そうやって一〇〇歳まで生きる人もいる。可能性がある以上、どうしても、いくつになっても、健康に長生きすることを期待してしまう。そのとき、「死ぬからこそ医療がある」「ここからは医療の役割が違うんです」と言われても、容易に納得はできないだろう。

第四章で八〇歳を超える高齢者の高血圧の問題を取り上げたが、そもそも血圧を測る時点で、もう「死なないための医療」に取り込まれている。境目がはっきりしないので、死ぬまで「死なないための医療」が続くという状況が出来上がっている。そう考えると、超高齢者の高血圧に対する本来の医療は、案外、超高齢者は血圧を測るべきではないというようなことかもしれない。そうは言っても、では一体いつから血圧を測らないようにするかというと、これにも答えがないのである。

年齢層ごとでの役割

次に、現代において、それぞれの年齢層で医療の役割がどう異なるのか見てみたい。一般的に考えれば、若い人には「死なないための医療」を、と思うだろう。では、高齢者ではどうだろうか。高齢者といえども、どこまでも「死なないための医療」を受けたいという人が大部分かもしれない。ただ、「死ぬからこそある医療」のお世話になるという人も少なからずいる。

もう一度、生存曲線を参照してみよう。医療の役割は個々の人生の局面で異なると書いたが、その人生の局面を生存曲線と重ねることで、それぞれの局面における医療の役割を考えてみたい。

生存曲線は六〇歳までくらいはほぼ平坦である。この平坦な部分は、前にも指摘したようになっている。この右肩下がりはなだらかではあるが、個人にとってはとても重要なイベントである。(図1－12、三七ページ)、よく見れば全くの平坦ではなく、徐々にではあるが、右肩下がりになたとえば、小さな子供が事故で死んでしまう、若者が自殺してしまう、働き盛りの人ががんで死んでしまう。これは何としてでも避けたい。多くの人がそう思うだろう。そうは思わない人もいるだろうが、ここではこの右肩下がりを何とかしたいと考える人だけを対象に分析したい。

そういう人にとって、このなだらかな右肩下がりへの対策は重要である。ここでは「死なないための医療」に大きなニーズがある。この段階で死んでしまうと、家族や仕事に大きな問題が生じるし、第一もったいない。私は現在五二歳だが、もし自分が四〇代で死んでしまっていたら、まだ小学校、中学校に通っていた子供たちも妻も大変苦労しただろう。子供たちが自立した現在であっても、五〇代で死ねば、いろいろもったいない状況が生じるだろう。この本を完成させることもできない。そこで「死なないための医療」の手助けを受けるのは重要なことだ。実際に有効な手助けが得られるかどうかはわからないが、それを望むのは自然なことである。「自然」を「本来」と言い換えてもいいかもしれない。生存曲線がなだらかに下降する部分の生存率を上げるための「死なないための医療」は、この局面において、本来の医療なのかもしれない。

しかし、さんざんこれまで強調してきたように、六〇歳を過ぎ七〇歳にさしかかるころから、急激に死んでいく。「死なないための医療」がさらに進歩し、死を先送りできるとしても、その先の八〇代で急激に死んでいく、あるいはさらに九〇代で急激に死んでいくという部分は変わらないだろう。つまり、「急激に死んでいく」局面を避けることは不可能で、むしろ先送りすればするほど、急激な死亡の増加の傾きはさらに大きくなると予想される。

こういう状況において、「死なないための医療」の役割は限定的である。むしろ「死ぬからこそある医療」のほうが重要になってくる。しかし、「死ぬからこそ医療を受ける」という発想は自然に出てくるだろうか。これまで「死なないための医療」の恩恵によって生き延びてきた延長上で、さらに元気に生き続けることを望むほうが自然であり、本来の医療の役割であると思いがちなのではないか。

医療史上二度目の「死ぬからこそある医療」を受け入れることは、自然にできることではない。それを本来の医療ととらえることは難しい。「死なないための医療」を求めるのが自然である。かくして、長寿でも幸福になれない状況や、有効かどうかよくわからないままに多くの医療が勧められ、多くの人がそれに巻き込まれてしまう状況が生じるのである。

役割の境目を作るのは何か

少し視点を変えてみよう。「死なないための医療」から、「死ぬからこそある医療」へ移行する境目はどこにあるのか。ここにもまた境目の問題がある。個人個人に対する医療の役割を考えたとき、どこかで「死なないための医療」から「死ぬからこそある医療」へと、上手に転換が行われれば、多くの問題が解決するように思われる。

そういう視点で生存曲線を眺めると、なんとなく境目が見えてくる。平坦から急激に下降を始める生存曲線の変曲点が境目である。そういう数学的なものとして境目を示すことができれば、ひとつの解決にはなるだろう。ただそれが現実的な解決かどうかというと難しい。反論するのも簡単だ。「グラフが示すのはそれぞれ違う世代の平均値に過ぎず、一人一人がこのような曲線をたどって死ぬわけではない。そんな平均値を私に当てはめてもらっては困る。一人一人はどこかの時点で生から死へと移っていくのだ」。そう言えばいい。あるいは、「おれは一二〇歳まで生きたいんだ。それのどこが悪い」と怒鳴りつける人がいても、そう理不尽なことではない。むしろ、「あなたは変曲点を過ぎたので、死ぬからこそある医療を受けてください」と言うほうが理不尽かもしれない。

高血圧と正常値の境目を作り、薬の効果にも明確な境目を設定し、がんとがんでないもの、認知症と認知症でない人の境目を明らかにしたのに、なぜここには明確な境目がないのか。それは、血圧の境目は作りたい人がいる、薬の効果にも境目を作りたい人がいる、がん検診も認知症も同じである。ただ医療の役割の境目を作りたい人はいないからである。いないというのが極端なら、少ない、と言ってもいい。医者の側からそれを言い出すのは難しい面もある。あるいは明確な境目がないほうがいいのかもしれない。そのほうが現場の臨床医がやりやすいのかもしれない。

医療現場での境目

しかし医療の現場では、この境目を患者に告げるような場面が現実にある。それがすんなりいく場合もあるし、医者と患者との間で様々なすれ違いが起こり、問題が生じる場合もある。それでは次に現実の境目がどのように設定され、患者に告げられているかを見てみよう。

現実の医療の現場において境目は、病院医療から在宅医療へ移行する際に現れる。私自身も在宅医療を提供するという立場で、その境目に身を置く一人である。

病院から在宅医療を目的に紹介される患者の中で最も多いのが、末期がんの患者である。最近では末期と言わず、終末期という場合が多いかもしれない。その中で多いのは次のような患者である。

治療にもかかわらずがんが進行し、他に有効な治療の選択肢がないため、治療を中止し、あとは症状を緩和しながら自宅で最期まで過ごそうと、病院から紹介されてくるのである。

このような患者の多くは、紹介される直前まで手術を受けたり、抗がん剤治療や放射線治療を行っていたりした患者である。手を尽くして「死なないための医療」を受けていた患者である。そうした患者が在宅医療の現場に紹介されてくる。ここでは、「治療の可能性がなくなった」ところが境目ということになるだろう。

多くの場合、ここにあるのはまず絶望である。患者さんも家族も怒りを顕わにしたりする。「治療の可能性がないなんて、どうしてそんな見捨てたようなことを言うのか」と。「もっと言い方があるだろう」と。しかし、どんな言い方をしても絶望や怒りをやわらげるのは難しい。あるいは、医者が提案する治療を拒否して自宅に戻ることを望み、紹介されてくる場合もある。こうしたケースでは、患者が治療をやめた時点が境目ということになる。

後者では患者自身がすでに「死ぬためにある医療」へ移行している感がある。問題も起こりにくい。やはり自己決定が重要だということなのだろうか。

さらに別のケースでは、病院での治療を続けながら在宅医療を開始するという患者もいる。この患者にはさらに二つのパターンがあるように思われる。ひとつは「死なないための医療」に軸足があって、延々と治療を続ける人たちである。もうひとつは、「死なないための医療」と「死ぬからこそある医療」をバランスよく受けている患者である。

前者の患者では、境目がいよいよ臨終間際になることが多い。極端な場合は、最期も救急車を呼んで再び入院し、病院で治療を受けて、境目がないまま亡くなることもある。

一方後者の患者では、境目も明らかでない。しかしなんとなく気が付くと、「死ぬからこそある医療」を中心に受けていたりする。

二分法を突き詰めることによって二分法を無化していくというのが本書の基本コンセプトであるが、最後の患者はそうした現実の一例を示しているようにも思える。

境目設定の害

病院と在宅との間に明確な境目を設定しようとすると、解決不能な感じがする。病院か在宅かという医療を提供する側の区別は、患者にとっては迷惑かもしれない。病院でも「死ぬからこそある医療」の役割を果たさなければいけないし、在宅医療でも「死なないための医療」の役割を果たす必要がある。

もともとそこに境目なんかないのである。境目を設定する人がいないというのはそれほど悪いことではない。むしろ境目を設定したい人がたくさんいるほうが悲惨な状態を招く。高血圧にしろ、乳がん検診にしろ、認知症の早期発見にしろ、境目を厳しく設定したい人たちが医療をゆがめている。

そういう状況を考えれば、病院／在宅という二分法も無化していく必要がある。実は、病院／在宅の違いは場所の問題に過ぎないのだが、決定的に両者を分けているのは医療費の問題だったりする。入院医療費に比べて、在宅医療は断然コストが少ない。それ以外の病院／在宅の違いは、軸足の違いだけと言ってもよい。病院は「死なないための医療」に軸足があり、在宅には「死ぬからこそある医療」に軸足があるだけだ。

私自身が在宅患者を受け入れる時のスタンスは、「あらゆる患者を受け入れます」、それだけである。病院からもう治療法はないと言われた人も、治療を続けたい人も、民間療法をやりたい人も、ただ死亡診断書を書いてくれればいいという人も、である。そこでは「死ぬからこそある医療」がメインとなるが、「死なないための医療」も共存している。この「共存」が重要で、どちらか一方を進めるというわかりやすい方針は、実際無理なのである。現実には境目なんかないのだから無理で当然である。無理であるにもかかわらず、病院と在宅医療という場所による明確な区別が、境目の設定を要求するのである。医療者側はその無理な要求に真っ向から向き合ったりせずに、境目は曖昧なまま医療を提供すればいいのである。

その過程で問題となるのは、どこまでも治療を続けたい患者である。いくら副作用が辛くても、コストがかかっても、死ぬよりはいい。そこまで治療を続けたいと言われれば、「死ぬからこそある医療」を持ち込むのは困難である。ところが実際は、そうした人こそ、「死ぬからこそある医療」を必要としている面がある。末期がんの患者がぎりぎりまで治療に賭けることで、貴重な最後の時間を消費してしまう。生き延びる可能性があるのならば、どんなつらい副作用でも耐えてみせるというのだが、耐えるだけが精いっぱいで、何かそれ以外のことができるわけじゃない。死なないための医療が、残された時間を埋め尽くしてしまう。ここではむしろ、残された時間を無駄にしないような「死ぬからこそある医療」の提供が必要である。

これは、毎日健康に気を付けることに一所懸命過ぎて、健診、がん検診や病院通い、健康のための運動などで、貴重な自分の時間を失っている高齢者と似ている。それだけ健康になるために時間を使っても、その分に見合うだけ寿命が延長し、自分に自由な時間が増えているかというとその反対で、自由な時間が結局減っていたりする。このような老人に必要なのが「死ぬからこそある医療」だと思われるが、末期のがん患者にも似たような状況がある。

血圧の薬をいつやめるか

境目の問題に関連して、もうひとつ在宅医療でよく遭遇する問題は、それまで続けてきた薬をいつやめるかということである。がん治療を中止して在宅へ移行する際と似たような問題である。降圧薬を例に見てみよう。

在宅へ移行したばかりの患者は、山のように薬を飲んでいる場合がある。大体はいらない薬であることが多いので、やめてしまえばよいのだが、降圧剤は八〇歳を超えても脳卒中の予防効果があると言われる。そういった薬を、いつ、どのようなタイミングでやめればいいのか。そういう問題がある。

口から飲める間は飲む、というのが最も現実的な方法である。本当は降圧剤なんか飲みたくないと言う人が案外多い。自分から薬をやめたいと言い出す人もいるし、もともと飲んだり飲まなかったり、適当な人もいる。こういうケースでは、薬をやめるかどうかが問題になることはあまりない。

しかし、在宅医療に移行したとたんに薬をやめると、がん治療の場合と同様、患者は医療から見捨てられたのではないかと感じる場合が多い。薬に替わるはっきりした何かがなければ、「見捨てられた感」を乗り越えることは困難だろう。この、薬に替わる何かこそ、「死ぬからこそある医療」のはずである。ここで必要なのは薬ではない。いや、薬だけではないと言ったほうが正確だ。また、薬より重要なものがある。しかし、「死ぬからこそある医療」への移行点は曖昧だ。とりあえず血圧の薬は続けるというのが現実的な対応である。医療者も患者も、いつまでも「死なないための医療」の限界にぶつかる時がそのうちくる。医療者としては、その時を待って薬以外の支援を積み重ねていくことが重要だ。それが積み重なったところで、これなら薬はもういらないと患者が思えるようになるかどうか、それが現場で問われている。

がんの末期とただの高齢者

高血圧患者とがん末期の患者との違いは何か。がんの治療は生死に直結するが、降圧薬はそうでもないということか。しかし、これがどれくらいの違いなのか見てみよう。

がんの末期と宣告されれば多くの人は絶望するだろう。昨日まで治療を受けていた人が、もう治療の選択肢はありませんと告げられるような状態である。しかし、それでも治療に希望を持ち続ける人もいるし、残りの人生は自由に暮らしたいと、自ら治療を拒否する人もいる。

がん末期は本当に絶望しなければならないのか、胃がんの生存曲線を見てみよう（図8-1）。早期胃がんから進行胃がんまで六つのステージで示されている。ステージの数字が多くなるほど進行したがんの生存率である。この進行胃がんの生存曲線は何かに似ていないだろうか。七〇歳を過ぎた日本人の生存曲線に似ている（図8-2）。生存曲線で見ると、がんの末期だと宣告されるのと、七〇歳の誕生日を迎えるというのはかなり似ているのである。

早期のがんを宣告されると、多くの人はかなりショックを受けるだろう。一方、七〇歳の誕生日を迎えて、多くの人は古希を祝うに違いない。少なくとも、それほどショックを受ける人はいないだろう。しかし、生存曲線で見れば、七〇歳の誕生日を迎えることは、早期胃がんを宣告されるより、進行胃がんの宣告を受けるほうに近いのである。

降圧薬をやめる、あるいはがんの治療をやめる状況に重ねてもう一度考えてみよう。降圧薬の中止は案外たやすい。それに比べてがん治療の中止は様々な問題を起こしやすい。その理由を、がんの治療の中止が死に直結するからだと仮定したが、生存曲線を見ればそうでもないのである。降圧薬を飲んでいるだけの人も、七〇歳を過ぎれば五年後にはかなりの人が死んでいる。もちろん進行がんの人が死ぬ割合はそれよりかなり多いが、進行がんの人の中にも五年以上生きる人がいないわけではないのである。七〇歳の誕生日と進行がんの宣告を同じように受け止められれば、がん治療の中止も、降圧薬の中止くらいの気持ちで受け止められるかもしれない。

図8-1　胃がん患者の生存曲線

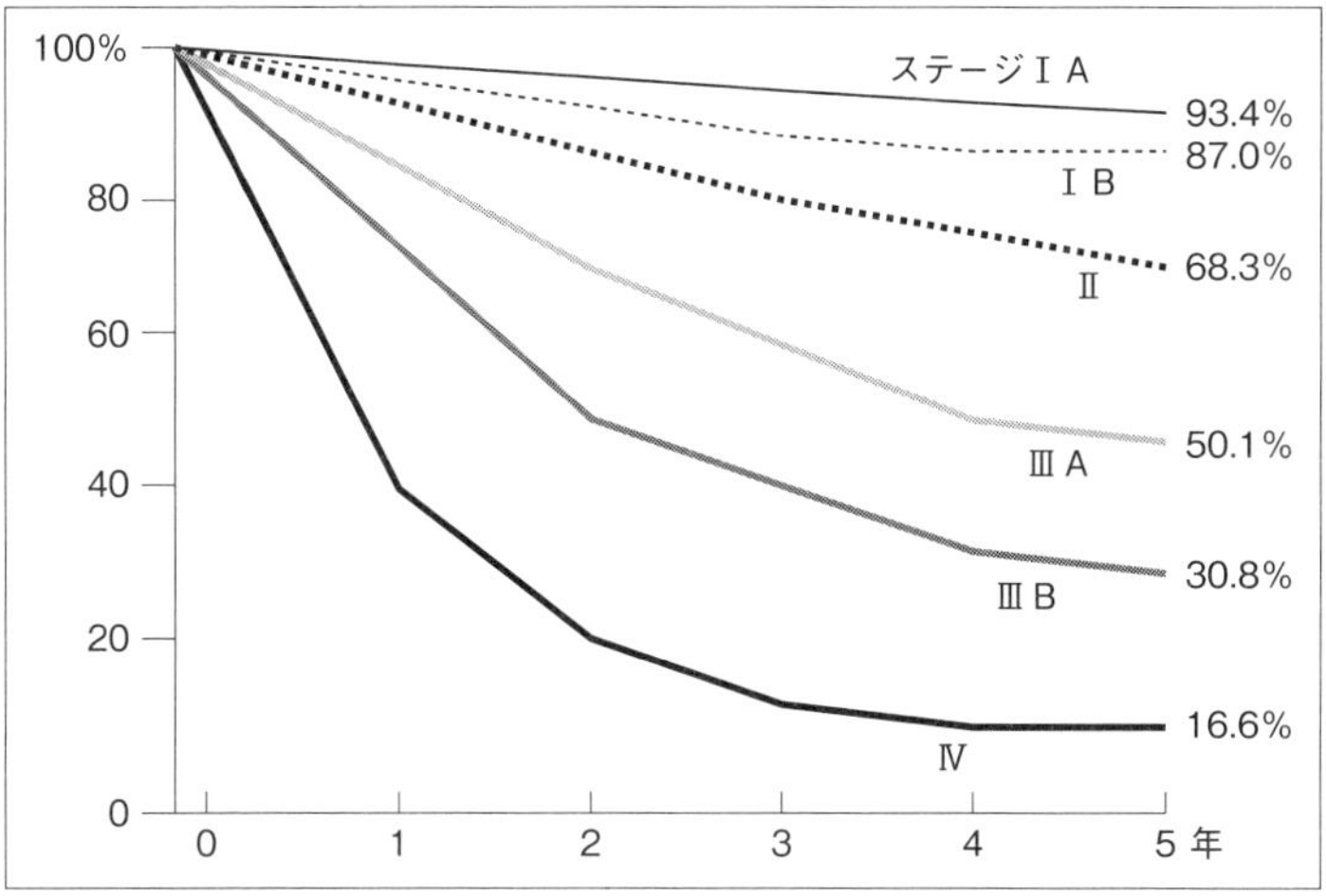

出典：Minds 医療情報サービス

図8-2　生存曲線（図1-1再掲）

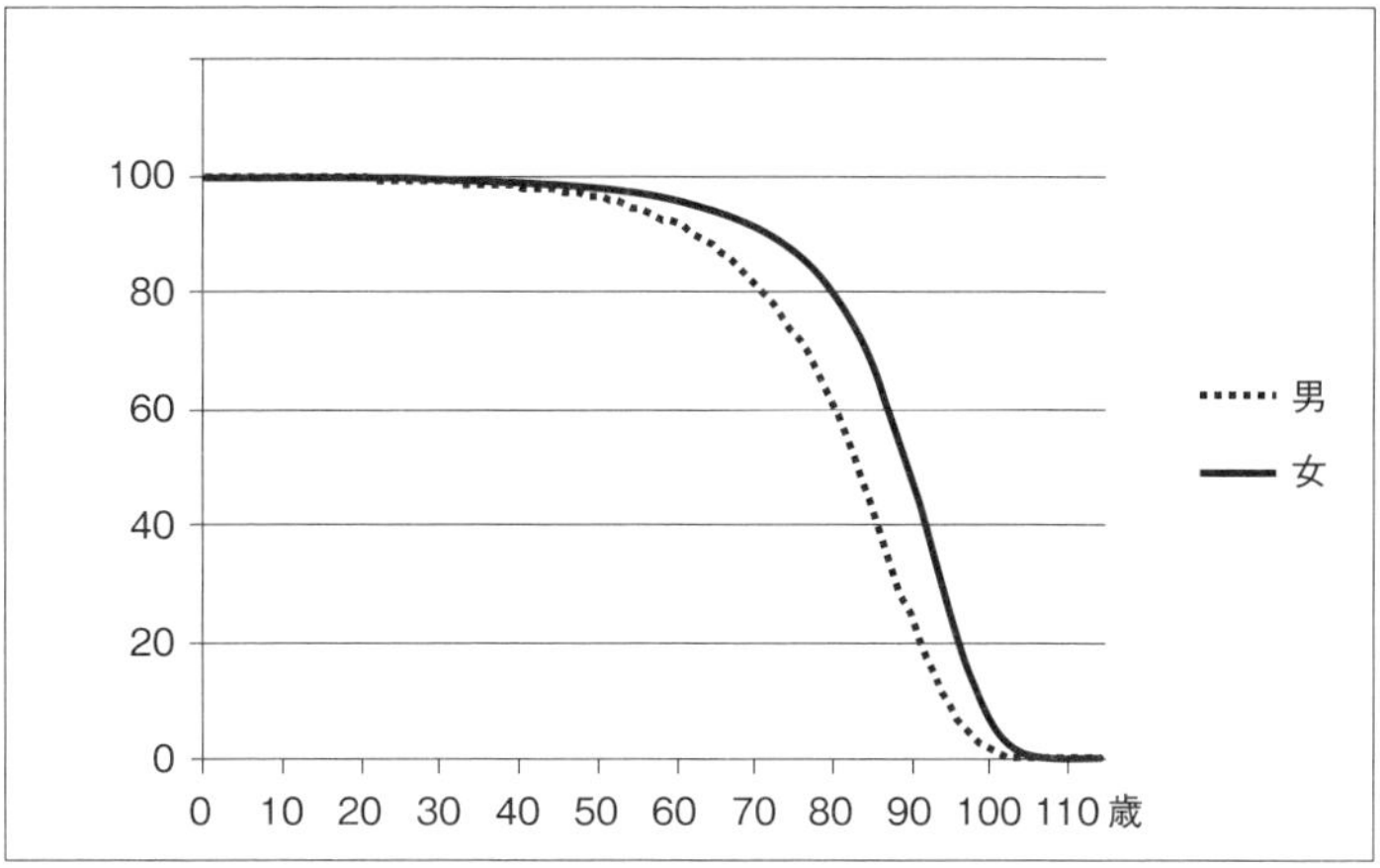

図1-1再掲

違いに焦点を当てると違う。同じところに焦点を当てれば同じ。我々の判断とはそういうものなのである。だからこそ、データの力はまだまだ大きい。データが曖昧だからこそ、科学的なリテラシーも求められる。

データが曖昧でなければ、むしろデータの威力は小さいかもしれない。明確なデータはそれを鵜呑みにして従うしかない。曖昧だからこそ、データの威力がある。曖昧なデータには、自分が好きなように解釈できる余地があるからだ。だから、好きなように使ってしまえばいい。「なんだ、進行がんで治療をやめるといったって、七〇歳の誕生日に降圧薬をやめるというのと違わないじゃないか」。そう思えばいい。データなんか曖昧なんだから。

がんの治療をやめるのも、降圧薬をやめるのも本質的な差はない。データに基づけばそういうことも可能なような気はする。そう思うことができれば多くの問題が解決するかもしれない。もちろん末期がんで寝たきりになりながらも、残された時間のほとんどを抗がん剤治療や民間療法に費やす人もいるし、九〇歳を過ぎても、一〇〇歳を過ぎても降圧薬を続ける人もいる。

科学を基盤とする医療の変貌

前項ではデータの曖昧さに付け込んで好きなように解釈してしまえという、乱暴ともいえる対応法を提示した。しかし、たいていは楽観的に解釈するよりも悲観的に解釈してしまうものだろう。先の生存曲線の例で言えば、進行がんで治療をやめるのも、七〇歳の誕生日に降圧薬をやめるというのと変わらないと楽観する人より、降圧薬を飲んでいる元気な七〇歳が、進行がんの宣告と同じなのかと悲観するほうが多いのではないだろうか。それが日本の医療の現状かもしれない。

それでは、医療の役割をもう一度科学の視点から見てみよう。死ぬからこそある呪術的医療から、死なないための医療への変遷には、科学の進歩が不可欠であった。科学の進歩と医学の進歩は間違いなくシンクロしている。当初それは曖昧なものではなく、抗生物質により肺炎が治癒する、抗結核薬で結核が治る、手術で胃がんを切除する、というように、明確な効果を持つものとして登場した。

ところが、科学を基盤にする医療は大きく変貌しているように思える。科学の成果を取り込み医療の効果を追求した結果、科学的に有効な医療と無効な医療を明確に区別することが困難になっているのだ。前章までで詳しく述べたように、質の高い研究に支えられた一見有効な医療であっても、多面的に詳細に見ていくと、有効であるとも無効であるとも言える曖昧なものに過ぎないことがわかった。有効/無効を明確に区別するのは、むしろ呪術的な判断であるとさえ思える。医療が有効か無効かを科学的に判断することは困難で、価値観を持ち込まない限り、判断そのものが不可能になっている。つまり、科学を基盤とした医療の行き着く先は、個別の価値観で決まるのである。

私はいつまでも生きたいから、血圧の薬も飲むし、検診も受けるし、認知症も早くからチェックしたい。それが、自己決定であり、個別の価値観だと思うかもしれない。科学が曖昧なのだから、最終的な決断は個別にすればいいのだ。それだけの話ではないか。科学が重要なのではなく、自己決定が大事なのだと。

では医療の現状は、個別の価値観や自己決定の結果なのだろうか。それこそ世の中のありようを反映しているに過ぎないのではないか。いつまでも死にたくない、元気でいたいという、人間として当たり前の欲望を示しているだけのように思う。それはむしろ、自己決定とは対極であろう。

進行がんの生存曲線と七〇歳以降の生存曲線を見て、進行がんも七〇歳になることと大差ないと思うか、七〇歳になることは進行がんと同じで大変なことだと思うかは、一見個別の問題のようにも思える。このような生存曲線の比較を目にすることはほとんどないだろうから、案外個別の問題として考えることができるかもしれない。

しかし、七〇歳の誕生日と進行がんの宣告は同じだからといって、七〇歳になったら誰もががん検診を受けるよう検診業者が検診を積極的に勧めるようになると、これは自己決定という状況ではない。とにかく医療を受けさせようとする世の中に取り込まれているだけかもしれない。では、検診業者の勧めを無視し、元のデータを重視して個別に判断すればいいのか。それも、どういうデータを、誰が、どのように使うかによって大きく変わる。前章で見た通り、議論の蒸し返しである。

本当に個別に考えるということはどういうことか。そもそも個別に考えるということが可能なのかどうか。科学的な判断と自己決定とは、どう関係するのか。科学的な判断というものが現実にありうるのか。自己決定とは見せかけのものに過ぎないのではないか。科学的なデータを基盤にすれば、少なくともそうした疑いを持つというところまではたどり着けるのではないか。それが現時点での到達点である。

科学性と個別性、文脈

第二部で検討したことは、個別に判断するための材料のひとつである。質の高い医学論文に基づき、その情報をできる限り多様な視点からとらえ、さらにその多様な見方のそれぞれが、どのような価値観に基づくものかを吟味することだった。そこから見えてきたものは、科学的に突き詰めれば、降圧薬を飲もうが飲むまいが、乳がん検診を受けようが受けまいが、どうでもいいということである。あえて極端な言い方をすれば、医療を受けようが受けまいが、大した差はない。医療による弊害の危険性もあるのだから、医療を受けないほうがいい場合も多い。

本書で述べた情報が世の中で共有されていれば、話は簡単であるような気がする。しかし、世の中はそうなってはいない。問題はここである。こうした情報やその解釈は伏せられている。だから、個別に医療を選択しようにも、限られた情報に動かされて、一方向に誘導されてしまう。個別の文脈に基づいて自己決定するといっても、文脈はむしろ個別性を殺すものに成り下がっている。世の中の文脈を個別の文脈にすり替えるような世の中が出来上がっているのだ。そこにどう切り込むか。それが本書の挑戦でもある。

科学の役割は相変わらず大きい。しかし、以前のようなわかりやすい科学ではない。医学情報を深く読み込めば読み込むほど、明確な結論は出せなくなる。誰が解釈するのかが問題となる。世に流れる医療情報の大部分は、どういう人が解釈した結果なのか読み解きながら、自分自身で考えていくほかない。それでも世の中全体の影響から自由ではいられない。誰かに教えてもらうなんて思うと、個別性も文脈も、世の中の大きな流れに絡め取られていく。

個別性や文脈を問題にすると、結局どうしようもない問題にぶつかってしまう。人間は一人で考えることなどできない。個別性などもともとないのである。

科学的アプローチの新たな基盤

医療の役割は複雑化し、ただ死なせないためだけでなく、死んでいく中でこそ役割を果たす必要が出てきた。

死なせない医療は、多くの患者の期待に応え、死なない人生を実現した。そして、死なない欲望をますます増大させた。欲望にはきりがない。しかし人生は有限である。死なせない医療から死ぬことが前提の医療への移行が必要である。ただその境目は曖昧で、移行にはいろいろな困難が生じる。境目を設けないことが問題の解決につながるかもしれない。

また、再度医療を科学的に取り扱うことが重要かもしれない。しかし科学がさらに医療の効果を曖昧なものにしている。科学的と言いつつ、これまでとは異なる新しい科学の枠組みが必要かもしれない。

科学的なアプローチの新しい基盤として、私自身は、根拠に基づく医療（ＥＢＭ：Evidence-based Medicine）と池田清彦の構造主義科学論に大きく影響を受けている。それについての詳細は参考図書に譲るが、本書の理解のために大きな助けになると思う。

参考図書
名郷直樹『ステップアップＥＢＭ実践ワークブック』南江堂、二〇〇九
池田清彦『構造主義科学論の冒険』講談社学術文庫、一九九八

第九章
解決のための処方箋

師匠からの宿題

私の医師としての師匠は、六〇代に心不全で亡くなった。私は今でもこのことをたびたび思い出し、そのたびに、何とも表現しがたい感情に襲われる。

私の師匠は、胃がんも患っていた。胃がんの手術をしたが、すべてのがんを取り切る根治手術とはならず、再発が懸念された。さらに弁膜症による心不全が重なった。弁膜症自体は手術で改善が見込まれる状態だった。しかし、胃がんが取り切れていないため、弁膜症の手術時に使う人工心肺という装置が、残されたがん細胞を全身にまき散らしてしまう可能性があって、手術は見送られた。それに対して師匠は自ら医学論文を検索し、がんの遺残がある場合に人工心肺を使った心臓手術をしても問題ないという多くの論文を手に入れていた。

こう書けば、本人は医師でもあるし、心臓血管外科の医者と相談し、手術を受けたのではないかと予想されるかもしれない。しかし、師匠がとった行動は全く違っていた。

ある学会で私が自著の推薦文をお願いに伺った時のことだったと思う。自分の病状について簡単に話された後、こう言われたのである。

「名郷君ねえ。僕は胃がんじゃ死なないよ。心不全で死ぬよ」

その数年後、師匠は心臓手術を受けることなく、その言葉通り心不全で亡くなった。

師匠は自らの死をもって、本書で取り扱う問題に対するひとつの解答を示されたと思う。ただその解答は、「なるほど、そういうことだったか」と簡単に理解できるようなものではない。いまだに謎である。そしてこの謎は、私自身が日々臨床の現場で向き合っている問題にほかならない。師匠からの大きな宿題である。実は本書自体、この宿題に対する答えという面がある。

本章では、師匠の死を枕に、これまで取り扱ってきた問題に対する、いくつかの処方箋を提示する。これは読者の皆さんに対する私自身の応答であり、同時に師匠から課された宿題に対する解答でもある。

解決に向けて

日本において、長寿はすでに幸福につながってはいない。健康も幸福につながっていないかもしれない。にもかかわらず、相変わらず世の中に流れる情報は健康につながるものばかりで、手を替え品を替え次々と提案をしてくる。多くの人もそれに関心がある。しかし、その提案は、ある特定の価値観に支えられているだけで、違う視点から見れば、乳がん検診や認知症の早期発見など、むしろ健康から遠ざかるような可能性を孕むものもある。逆にワクチンのように健康につながるものが無視されていたりする。

実際に医療が健康につながるとしても、最後は死んでいく。そこから逃れることはできない。助けてくれるはずの医療が、どこかで患者を見放し、あとは死ぬために医療を利用してくださいと目的が変貌する。

ここまでほとんど同じことを繰り返し書いてきた。問題が堂々巡りする。堂々巡りするということは、問題はひとつということかもしれない。

私の見通しとしては、これまで示して来たように問題はいたってシンプルである。医療に限界があり、人は死ぬ。それにもかかわらず、世の中はとにかく医療を受けることを勧める方向の情報を流す。八〇歳を過ぎても血圧の治療をしよう。乳がん検診を受けよう。認知症を早期発見しよう。そういう偏った情報ばかりである。そこには利害関係者がいる。特定の価値観が存在する。必ずしも医療を受ける人の幸福が第一になっているわけではない。さらに、「死なないための医療」が行き過ぎた状況がある。

問題はシンプルだが、このシンプルな問題に対してどういう解決策を示すことができるのか。それもまた、シンプルなのか。おそらくそれはシンプルではない。シンプルに示すことで失われるものに注意しながら、できればシンプルに示したい。

いよいよこの堂々巡りから抜け出す時が来た。解決に向けた処方箋を提示したい。

最初の問いに戻って――欲望、絶望、希望

まずは「欲望」から考えてみよう。

「健康になりたいという欲望」も、「酒を飲みたいという欲望」も欲望としては等価で、どちらかが正当だとすることはできない。

それが本書のスタートであった。これまでの話がこの命題にどうつながるのか。

「またスタートからか、いい加減にしてくれ」と言われるかもしれない。しかしここまで付き合っていただけたなら、もう少しである。もうしばらくお付き合い願いたい。

そこで、欲望とは何か改めて考えてみたい。欲望といえば、二大欲望とか、三大欲望と言われる。性欲、食欲が二大欲望、これに睡眠欲を加えて三大欲望である。しかし、私はここにもう二つ加えたい。健康欲と生存欲である。そう考えれば、「健康になりたいという欲望」も、「酒を飲みたいという欲望」も欲望としては等価であるというのはごく自然に受け入れられるだろう。健康欲も、生存欲も横並びの欲望のひとつにしか過ぎない、そうとらえようということである。

動脈硬化予防のフォーラムで

二〇一一年、東日本大震災の数カ月後、震災で延期となった医学会総会に関連するフォーラムにパネリストの一人として参加した。私はどんな立場で参加しようかと考えていた。震災のあとということが影響していたのかもしれない。自分の中で、予防の無力さ、というようなことが背景にあったに違いない。

メンバーは某大学病院病院長、某大学医学部准教授、それに一開業医である私、さらにゲストとしてお笑いの髭男爵が登壇した。私以外のメンバーは、どうしたら動脈硬化が予防できるかについて話すだろう。聞く側もそれを期待している。そこで他の発言者と違う立場で、その期待を外してどう発言するか、それが私の役割ではないか、そう考えていた。このフォーラムを企画した人も、私に予防というような方向での発言を期待していたわけではないと思う。

そこで私が言いたかったのは、たったひとつのことであった。それを発言できれば、あとはなんでもOK。聴講者の大部分は高齢者で、すでに動脈硬化の危険を乗り越えた人ばかりである。生存曲線でいえば急激に下降していく部分に該当する人たちである。

私が言いたかった、たったひとつのことは、「すでに皆さんは動脈硬化を乗り越えました。健康欲望の行き過ぎを予防しよう」ということ。「予防」と「欲望」をひっかけたのはなかなかだと思うのだが、どうだろうか。

この発言をどんな流れの中でしたかはあまり記憶にない。無理やり自分の言いたいことに持って行ったわけでもなかったような気がする。しかし、聞き手にどのように伝わったか、その手ごたえはないままだった。このフォーラムのまとめがWeb上で閲覧できるのだが（http://www.doumyaku-c.jp/event/pdf/forum20110529.pdf）、そこには筆者の発言が以下のようにまとめられている。

「例えば美味しいものをたくさん食べたいという欲望は多くの方がもっています。その一方、健康についても、病気をせずに長生きしたいというような欲望があり、その欲望を満たすために頑張るという方もいます。そんな中、暴飲暴食についてだけ、欲望がコントロールできていないというのでは偏っていて、健康で長生きするという方向についても、行き過ぎていれば、健康長生き欲望が少しコントロールできていないと言えるのではないでしょうか。動脈硬化対策を具体的にどう行っていくか考える場合、一緒に生活している方、あるいは周囲の状況の中で、その方にとって適切な、現実的なやり方が見出せるとよいのでは、と考えています。」

このまとめを作成した人には何か伝わるものがあったと思う。そうであるとすれば、一般の参加者にもそれなりのインパクトがあったかもしれない。震災後、高齢の聴講者、学会で権威のあるパネリスト、そして私という文脈が、私に都合のいい環境を用意したのかもしれない。

しかし、本書のコンセプトは「文脈から離れる」である。震災に関係なく、年齢にかかわらず、権威に基づかず、なおかつこの発言が、現実的な問題解決のための処方箋となるかどうか。このフォーラムでの発言をベースに進めていきたい。

食欲のコントロールと健康欲の刺激

「死なないための医療」の発達は、多くの病気を克服すると同時に、健康欲と生存欲を増大させ続けた。「死なないための医療」は、高血圧患者の塩辛いものを食べたいという食欲をコントロールすることで脳卒中の予防に貢献した。第四章では降圧薬ばかりを取り上げたが、高血圧の人で頑張って塩辛いものを減らしている人は多いだろう。こういう人は食欲を抑えて健康欲を優先していると言える。

まず食欲と健康欲の二つを取り上げよう。

医療は食欲をコントロールする反面、健康になりたいという欲望を刺激した。それはとても合理的なやり方だ。食欲がコントロールできれば健康になる。健康になれば食欲をコントロールしようという意欲が増す。お互いが相乗効果を及ぼして、ますます食欲はコントロールされ、健康欲は刺激される。「死なないための医療」の勝利の方程式だ。

この勝利の方程式は、現代医療の推進の基盤のひとつではないかという気がする。もちろん、医療がどうあろうと、健康欲は刺激されず、食欲を満たし続ける人も多くいる。しかし、そのような人は、勝利の方程式から逸脱する悪い患者と呼ばれる。

では勝利の方程式で勝ったのはいったいだれか。医者か、患者か。どちらでもない他の誰かなのか。少なくとも医療の提供者は、この方程式によって勝利する。乳がん検診や軽度認知障害を早期発見しましょうというものは、基本的にこの構造である。

この方程式を最も巧妙に使っているのは、検診や健康食品である。健康食品のコマーシャルというのは、そもそも健康に良いかどうかよくわからないものが大部分であるが、それでもこの方程式に沿って、健康に悪い欲望を抑制し、健康欲をひたすら刺激する。それが検診業者や健康食品業者に大きな勝利をもたらす。それらが健康に良いということが明らかであればまだいい。ところが第五章で見たように、見方によってはその効果が曖昧な乳がん検診まで、この方程式を利用する。

「遊びに行っておいしいものを腹いっぱい食べるのもいいけど、その時間を使って検診を受けたらどうですか」「たまには食欲をコントロールして、健康にも心がけましょう」というのは、全く健全な意見のように思われる。しかし、それが間違いなく検診業者や健康食品業者に利益をもたらす一方で、検診を受けた人や健康食品を摂取した人にメリットがあるかどうかはよくわからない場合が多いのである。たとえ一部にメリットがあるとしても、全体としてのメリットを考えるとさらに難しい。

食欲の刺激と健康欲の刺激

食欲を刺激するものは世にあふれている。酒、スナック菓子、清涼飲料水……ありとあらゆる食べ物のコマーシャルが毎日お茶の間に提供される。世の中は健康欲よりも食欲を刺激しているのではないか、と思う人も多いだろう。しかし、これらの多くは食欲と同時に健康欲も刺激している。たとえばビールのコマーシャル。糖質ゼロ、プリン体ゼロ、カロリーオフなどというフレーズがこれを象徴している。糖質は抑制しましょう、プリン体を摂らないようにしましょう、カロリーは抑えましょうと健康欲を刺激することで、購買欲も刺激しようという戦略だ。

それに対して、健康欲を抑制する方向で食欲を刺激するような情報はあまり見当たらない。「体に悪いこと何かやってますか〜」みたいなコマーシャルがもっとあってもいいと思うのだが、ほとんどない。これは健康欲のコントロールという視点で見ると、結構恐ろしいことのように思える。健康欲は常に刺激される方向でしか情報が流れていないことがわかるからだ。

たとえば、「ビールを飲みすぎるのは体に悪い」という情報は初めから多くの人に共有されていて、そもそも抑制がかかっている。医薬品であっても副作用が心配ということは広く共有されているだろう。それに対して検診や健康食品は、ビールのように飲み過ぎに注意しましょうといった部分が薄い分、逆に怖い。

おいしいものと健康に良いものの違い

欲望には限りがないという。確かにそういう面では、食欲も健康欲も同じかもしれない。しかし、両者の限りなさには決定的な違いがある。

おいしいものというのは食べればおいしい。しかし、健康に良いものは、それが本当に健康に良いのかどうか、実感がないものがほとんどである。これは血圧と同様である。そもそも高血圧に症状なんかないのである。血圧が下がったところで何の実感もない。

またおいしいものを食べ続けていれば、満腹となる。食欲が満たされる。しかし健康に良いことをいくら続けていても満足することはない。

健康欲に比べて、食欲をコントロールすることはたやすいことがわかる。食欲は食べながらおいしいと味覚によって満たされ、食べた後には満腹感というかたちで満たされる。それに対して健康欲は、実感としてなかなか満たされず、満腹感もない。つまり、底がない。

モノを売りたい人にとっては、ビールよりも健康食品のほうが、欲望が満たされない分はるかにたくさん売りやすいという面がある。

二つの欲望を比べて明らかになること

食欲と健康欲を比較して明らかになることを整理しよう。食欲をあまりに刺激するような情報は、健康を害する可能性があって怖い。それが世の中のメジャーな考えだろう。しかし、現実は逆である。ビールのコマーシャルを見てビールをたくさん飲んで体を壊しても、医療機関にかかれば、飲みすぎ注意ですよとバランスをとってくれる人がたくさんいる。

それに対して、健康に心がけましょうという情報はどうだろう。テレビからは「糖質、プリン体ゼロ」「カロリーオフ」というような情報が流れ、医療機関へ行っても「糖質やプリン体は避けましょうね」と言われ、結局同じことが繰り返される。バランスをとる人がいない。

これは長寿にもかかわらず幸福になれない状況と密接にリンクしている。健康欲望はどこへ行っても刺激されるだけなので、きりがなくなる。きりがないから満足しない。

逆に健康に悪い方向の刺激は抑制されるため、少しの刺激で満足をもたらすこともある。この違いは重要である。

欲望の際限のなさについて語るとき、いつも思い出す禅問答がある。

師が弟子に向かって言う。

「一番大きなものを食ってこい」

弟子が答える。月を食った、地球を食った、太陽を食った、宇宙を食った。

弟子が何と答えようとも、師はこう答えるのである。

「私は一番大きなものを食ったというお前を食った」

弟子は師匠の返しに、ぐうの音も出ない。

この禅問答の真意がどこにあるのかは不明だが、どんなに大きなものを食ったといっても、さらに大きなものが限りなくある。それに応じて人間の欲望もやはりきりがない。しかし、食欲は胃の要領に限界があるのでどこかで制限される。健康欲や生存欲は実体がないので際限なく膨張してしまう。まさにこの禅問答は、現代における際限のない健康欲、生存欲について言っているように思えるのである。

死なないための医療と健康欲

「死なないための医療」と健康欲の刺激は、これまで見てきたように相乗的に作用する。その上、健康欲には抑制がかかりにくい。そういう意味で健康欲はとても扱いやすいし、広めるのは簡単だ。しかも、満足感を得られにくい。それが医療の提供者にとっては、自分たちの仕事を永続させるために最も重要な条件となっている。

これまでの医療の進歩は、この「死なないための医療」と健康欲の刺激によってもたらされてきたといっても過言ではない。しかし、進歩の限界と限りない欲望の行き詰まりがそろそろ訪れつつある。くどいようだが、日本人の生存曲線も、幸福になってない現実も、八〇歳以上の高血圧に対する降圧治療の効果も、乳がん検診の効果も、認知症の早期発見も、それを明確に表している。

死なないようにする医療と違って、死ぬことを前提とした医療は、むしろ健康欲をコントロールし、食欲を満たすような方向に向かう。

具体的には、たとえば末期がんの患者に対して、長生きしたいという欲望をコントロールして、好きなものを自由に食べることを勧める、というようなことである。それはきわめて困難である。そもそも世の中には、健康欲を抑制しようという情報はほとんどないので、抑制することが良いこととして認知されるのは難しい。

現実の医療の現場でもなかなかそういう方向へは向かわない。末期がんの患者も、「何を食べるのがいいのですか」というような質問をよくする。それほどに健康欲に対する刺激は根強い。

突破口は、死ぬことが前提の医療への移行と健康欲のコントロールにあるのは明白だ。

禁煙と健康欲

健康欲のあくなき追求が最も大きな成功を収めている領域が、タバコに関する問題である。喫煙欲を徹底的にコントロールし、健康欲、生存欲を徹底的に刺激する。

喫煙欲の抑制と健康欲の刺激は、喫煙関連疾患の予防という点で大きな成功を収めた反面、ここまでの検討で見たように、医療の行き詰まりを象徴するもののひとつという負の側面もある。しかし、現実には、タバコの問題だけは、全く行き詰まっていないように見える。この違いはいったい何か。

ここには何を目指すかという問題がある。これまでの例で言えば、長寿を目指す、健康を目指す、幸福を目指す、脳卒中予防を目指す、乳がん死亡の減少を目指す、といった目標の達成は、ある意味現実的でない。達成されたかどうか、はっきりしない面がある。長寿に関しては世界一が達成されたという意見があるかもしれないが、もっと長生きしたいと、きりがない。脳卒中やがんは、高齢化に伴いむしろ増加を避けられない。それには治療の進歩で立ち向かうしかない面がある。そして最終的な健康欲の満足が達成されないことで、健康欲刺激が際限なく続けられる。さらに、ここでの利害関係者は、本当に病気がコントロールされ、健康欲が満たされるよりは、多くの人が薬を飲むとか、多くの人が検診を受けることを望む面がある。

それに対して禁煙を勧める人たちの目標は、タバコのない世界を実現しようということだろう。タバコのない世界は、現実的な目標として設定可能である。タバコを世の中からなくそうという明確な目標こそ、タバコ対策が際限なくエスカレートする最大の理由と考えられる。利害関係者の利益より、まさにタバコをなくすというその一点が、現実にも最大の目標になっている。

これはかなりまっとうで隙のない状況のように思える。しかしタバコをなくすという目標が達成された後のことを考えるとどうだろうか。タバコがなくなって、その分健康になる。長寿にもなるだろう。結局、際限のない目標が待っている。

タバコの問題の特異性

タバコの問題は様々な面で特異である。降圧薬には製薬メーカーという利害関係者がいるし、検診にも検診事業者がいる。どちらも健康欲を刺激する。その利害関係者からの情報発信が主流で、周囲もそれをバックアップする。それに対して、タバコの問題では、製造者（日本たばこ産業など）も、タバコ農家も、タバコ税を納入される政府や自治体も、タバコがより売れるほうが利益となる。逆に見れば、多くの利害関係者が、健康欲を追求しない方向にある。この健康欲を刺激しない利害関係者は抑圧される。受益者が積極的にタバコを勧めること自体が困難になっているように感じる。タバコは健康を害するのでそれは当然だということではあるが、利害関係者が口を閉ざすというのは特異な状況である。

「確かにタバコは健康に悪いが、健康だけが幸せじゃない。健康を害したっていいじゃないか」という意見を述べてもいいと思うのだが、それを許さない空気がある。それに対し、タバコの悪い面を指摘する情報はあふれ、健康欲を刺激する言説ばかりが突出している。

テレビからタバコのコマーシャルがなくなったことも特異な現象と言える。これは法的な規制ではなく、自主規制だそうだ。そうであれば、これは恐ろしいことではないか。先の「空気がある」とは、そういうことである。健康に悪いという点では、ビールやスナック菓子にも似たようなところがあると思うが、ビール会社がビールを自主的に宣伝しない、スナック菓子会社がスナック菓子を自主的に宣伝しないということはないだろう。端的に言えば、ビールは「おいしいよね」と言えるが、タバコは「おいしいよね」とはすでに言いにくい。

死なない医療の雛形としてのタバコ対策

健康欲の追求をやめなければ、幸福は来ないのではないか。そういう発想がタバコ対策にはまだ微塵も感じられない。日本のタバコ対策自体は比較的新しい。それが、「死なないための医療」という古いパラダイムを忠実に守り、新しい「死ぬからこそある医療」をそっちのけで堅持されている。その点で、タバコ問題は、「死なないための医療」がどのように広がってきたかを概観できるひとつの好例かもしれない。

タバコで健康を害するたくさんの人がいる。これを何とかして助けなければならない。医療が呪術であった時代に、小さな子供が死んでいくのを何とか助けなければならないと思ったのと同じである。そこから千年以上かけて、「死なないための医療」は大きく貢献した。そして、ここ数十年、日本では「死なないための医療」に限界が見え始め、「死ぬからこそある医療」がどうしても必要になってきた。

しかし、タバコの問題はいまだ「死なないための医療」のただなかにある。「死なないための医療」の千数百年の歴史を数十年に短縮してたどっている。そのあとには、タバコがない世の中を実現してもなお、健康でも幸せになれない、長寿でも幸せになれない世の中がある。タバコ以外の問題はすでにそういう部分にぶち当たっているのだから、タバコ問題も例外ではないだろう。タバコ対策は、死なないようにする医療が全盛時代のもので、他の領域からかなり遅れている。この遅れはいずれ取り戻されなくてはならないだろう。

五〇歳でタバコをやめた人が、臨終に際して、実は三〇年タバコが吸えなくてつらかった、最期に一本タバコをくれないかと言う場面を想像してみよう。そういう場面でのタバコの役割はいまだ存在する、と私は思う。しかし、あくまで周囲はタバコは身体に悪いからダメ、あなただけでなく受動喫煙によって残される人の健康も害されるのですよと、最後の最後まで許されない状況がタバコにはある。

これを甘いものを我慢してきた糖尿病患者に置き換えてみる。最後にまんじゅう一個食わせてくれという糖尿病患者に、あくまでまんじゅうを食べさせないようにしようというのはナンセンスだろう。タバコ対策には、そういう想像力が欠けているのではないか。

禁煙を勧めるだけでは、現代の医療の問題を解決することはできない。死なないための医療を目指して禁煙を勧めつつも、同時に死ぬことを前提とした医療を考えていかなくてはいけない。そこまで考えると、タバコ問題の行く末はすでに予言されているとも言える。

タバコをやめただけで健康を手に入れることなどできないし、ましてや死を避けることはできない。禁煙を突き詰めれば突き詰めるほど、底なしの健康欲望に絡め取られる危険にさらされるのである。禁煙の結果、健康を手に入れ、長寿を達成したにもかかわらず、最期にタバコ一本くれないかと言って拒絶されるという結末は、底なしの健康欲がいかに幸福を阻害するかを示しているのではないだろうか。

禁煙と医療費の問題

タバコの問題は医療費の観点から考えても限界がある。禁煙は医療費を減らすと思っている人が多いだろうが、実はそれは短期的な話であって、長期的に見れば医療費は増大する。これは第二章で示した通りである。タバコをなくすことで医療費は増大する。喫煙率が低く健康で長生きの女性のほうが、喫煙率が高く寿命の短い男性より医療費を多く使うのである。

このことはもう一度復習しておこう。際限のない健康欲望は、必ず医療費を増大させるのである。タバコといえども、例外ではない。

禁煙の行き過ぎをどうコントロールするか

禁煙の行き過ぎと書くと、それだけで多くの人が騒ぎ立てるだろう。タバコはなくさなければいけないというわけだ。しかし、がんがなくなっても、脳卒中がなくなっても、おそらく問題は解決しそうにない。そういう現実にも目を向けるべきではないか。

生存曲線の急激な下降の最大の要因は高齢化であって、病気が克服されても、生存曲線の位置が微妙に右にずれるだけである。がんや脳卒中がなくなっても解決しそうにない問題というのは、タバコがこの世からなくなっても解決しない問題ということだ。

禁煙のあり方に一石を投じることは、「健康第一は間違っている」ということを主張する本書にとってきわめて重要な部分である。ここにはっきりと意見が言えるなら、それは本書が全体に提示する解決策と深くかかわっている。

現代における健康欲の刺激の容易さと健康欲のコントロールの困難さを、禁煙の問題は明確に示している。健康欲の刺激に際限がない状況を、禁煙を取り巻く極端な状況から学ぶべきである。いったん「禁煙で健康になれる」という方向を向くと、止める人が誰もいない。禁煙自体は確かに止めなくていいということではある。しかし、そこから生じる際限なき健康欲のコントロールは、最後にはまた必要になるのである。禁煙を達成した人に対しても、最後は死ぬことを前提とした医療の役割がある。際限なき健康欲望を刺激してしまうような行き過ぎた禁煙も、死ぬことを前提とした医療をどこかで必ず取り入れなくてはならない時期が必ず訪れる。

禁煙によって健康を実現すればするほど、次の問題が追ってくる。健康欲望がますます増大して幸福から遠ざかるという問題である。医療全体は、すでにその問題に直面している。タバコの問題もその一部分に過ぎない。確かにタバコはこの世からなくなったほうがいいかもしれない。しかし、それは「死なないための医療」に関する問題を解決するだけである。その解決のあとには、次なる健康を害するものが標的になるだけのことだ。底なしの健康欲望との戦いの最後には、何かの病気や死が待っている。「死ぬからこそある医療」についても考えることが必要だと繰り返してきたが、その考えるネタのひとつとして、人間がこれまで長くタバコと付き合ってきた事実と向き合ってみてもいいのではないだろうか。

健康欲刺激のバカバカしさと健康欲コントロールのメリット

禁煙の問題を例に健康欲刺激の容易さと健康欲コントロールの困難性を強調した。ここでは、健康欲コントロールのメリットと健康欲刺激のデメリットに焦点を当ててみよう。

長生きを目指して健康欲を刺激するということを生活の基盤にしたときに、実際の生活で長寿のためにどれくらいの時間が費やされ、その結果どれほどの長寿が達成されるかを考えてみたい。たとえば毎日三時間二〇年間、健康に関するテレビを見て、本を読み、ジムに通って運動し、健康に良い食事の準備に時間をかけ、健康に気を付けることに多くの時間を費やして、それによって得られた寿命の延長が二年だったとしたら、どういうことになるのであろうか。三時間二〇年は二・五年に当たる。そんなことなら、健康に気を付けるよりも好きなことやって、健康欲は無視して、二年早く死んだって、半年分余計に好きなことをやれるということだったりする。

逆に健康欲をコントロールできたほうが、食べることそのものも、より楽しくなる。体に悪いことを承知で、ちょっと罪悪感を覚えながら食べるより、そんなことはおかまいなしに、食べることに集中して食べたほうがおいしかったりする。健康になりたいという気持ちを全くなくすことはできないとしても、多少は抑制できたほうが、おいしく食べられるかもしれないのだ。

かなえられない欲望と不死の問題

健康欲はうまくいけば死ぬまで満たされるかもしれない。死ぬまで全く病気をせず、医者にもかかることなく、ある時突然死んでしまったなら、最後まで健康欲が満たされたと言えるだろう。そうありたいという願望が健康欲を刺激し、逆にかなえられない可能性が健康欲のコントロールを求める。こうした両面を考慮することで、現実的な問題として健康欲に向き合うことが可能である。

それに対して、生存欲はどうだろう。生存欲はどうしても最後までかなえられることはない。最後には皆死んでしまうからである。だから、生存欲が際限なく刺激されてしまうと、幸福ではなく、むしろ不幸が約束される。

「降圧薬により死亡が二〇パーセント減少した」というように研究結果が表現されることがあるが、これは間違いである。第四章で見たように、これは期間を限定して「五年後の時点で、対照治療群の一〇パーセントの死亡が降圧薬群で八パーセントになった」というように注釈をつけなければ正確ではない。数十年もたてば、降圧薬を飲もうが飲むまいが、死亡率は一〇〇パーセントに決まっている。生存欲を考える場合、どこかで必ず線引きをする必要がある。五年後までは生きていたい、一〇年後までは生きていたいというように。そうでなければ、決してかなえられない欲望である。

そんなことはわかりきっている。わかっていても不死を目指すことが希望なのだ、という意見もあるだろう。目指すことによって、いつか本当に不死を実現するかもしれない。

しかし、不死が実現されたとして、いったいいつまで生きようというのか。それはむしろ死ぬことより怖いことなのではないか。人が、生まれるだけで決して死なない世の中では、そのうち住む場所や食べ物が不足する。それなら広い宇宙に出ていけばいいと言うかもしれないが、それでも最終的に宇宙の終焉より先まで生きることはできない。どこかで終わるのだ。

不死を求めることは、決してかなえられることがないという意味で、希望というよりむしろ絶望なのではないだろうか。不死は目指すべきではない。死ぬことは受け入れるしかない。それ以外の選択肢はない。そしてまた、死を受け入れることは、健康欲望の上手なコントロールの仕方にもつながっている。

欲望のコントロール

いよいよ本題である。具体的な処方箋である。

ここまで取り扱ってきた問題に対して最初に提示する処方箋は「死ぬことが前提の医療を受け入れ、健康欲を上手にコントロールしよう」ということである。そして、「上手に」ということがどういうことなのかこれから考えていきたい。

最初にも述べたが、コントロールというコトバには実はかなり抵抗がある。「上手に」という言葉とセットにするなら、「コントロール」より「付き合い方」と言ったほうがいいかもしれない。

とはいえここでは、「食欲のコントロール」に対応して、まずは「コントロール」というコトバで始めてみる。

糖尿病を例に具体的に考える

健康欲のコントロールは困難である。むしろ健康欲を刺激することこそ容易だ。では、どのように健康欲をコントロールするか、糖尿病を例に具体的に考えてみよう。

1　科学の力を借りる

これは筆者自身が第四章で提示した方法である。糖尿病を例に再度示してみよう。ここで紹介するのは、薬物で厳しい血糖のコントロールをして、初めて糖尿病の合併症が少なくなることを示した論文である（*Lancet* 1998; 352: 837-53.）。

厳しい血糖コントロールのグループは一、二カ月の血糖の平均値を反映するＨｂＡ１ｃという指標（六・五パーセント以上が糖尿病）で七パーセントのコントロール、比較治療群は七・九パーセントであった。もちろん比較対照グループも治療はしているのだが、血糖の正常値を目指して頑張るというやり方でなく、大幅に正常値を超えなければ薬は使わないというアバウトな治療である。その結果がこのＨｂＡ１ｃ約一パーセントの違いで、糖尿病の合併症が生じた率は、前者で年率四・一パーセント、後者で四・六パーセントである。合併症を起こさない率で見れば一年では九五・九パーセントと九五・四パーセントとほとんど差がない（表９－１）。

この結果をグラフで見てみよう（図９－１）。実線が厳しい治療群、点線が対照群である。確か

表９－１　糖尿病の厳しい治療と合併症の有無の関係

		合併症	
		＋	－
厳しい治療	＋	4.1%	95.9%
	－	4.6%	95.4%

に厳しい治療を行った群は合併症が少ないと言えば少ないが、対照群と似たようなものと言えば似たようなものである。一五年でどちらも六〇パーセント近くが合併症を起こしている。ＨｂＡ１ｃ七・九パーセントと七パーセントのコントロールでは、グラフで見ればほとんど重なっているというのが直感的な印象ではないか。さらに、五〇パーセントの人が合併症を起こす時期は、数カ月の差でしかない（矢印）。

　この結果を見れば、血糖のコントロールは少々ゆるめて、健康欲望のほうを少しコントロールしたほうが幸せになれる感じがするのではないだろうか。私には、がっちり治療をするための多大な労力に見合う治療効果があるようには思われない。

　ＨｂＡ１ｃが八パーセントは合併症が起きてしまいます。七パーセント、六パーセントを目指しましょうと言われた糖尿病患者は多いだろう。八パーセントから七パーセントにするのはかなり大変である。まあ七・五パーセントくらいのところで、食欲などのコントロールと健康欲のコントロールとのバランスをとったほうがいいのではないか。別に八パーセントのままでもかまわない気もする。少なくとも、コントロールすべきは食欲だけではなく、健康欲も同様であることは明らかなように思われる。

糖尿病患者の食欲の解放と健康欲のコントロール

私は頑張り過ぎの多くの糖尿患者さんに向かって言いたい。もう少し食欲を解放し、健康欲を抑制しよう。そのほうがもっと人生が豊かになる。糖尿病のコントロールを第一に生きるのはあまりにもったいない。

長寿や健康第一は間違っている。なぜなら、健康欲は満たされることがないから。いくら長寿でも最後は死んでしまうことで終わるのだから。結局は、健康欲、生存欲をコントロールしないとどうしようもないのだ。それに対して、食欲はその都度満たされるではないか。

糖尿病のコントロールを人生の目的にするというのは間違っている。糖尿病のコントロールはあくまで手段である。それを手段として豊かな人生を送ることこそ重要だ。たまに

図9−1　薬物による血糖コントロールと合併症

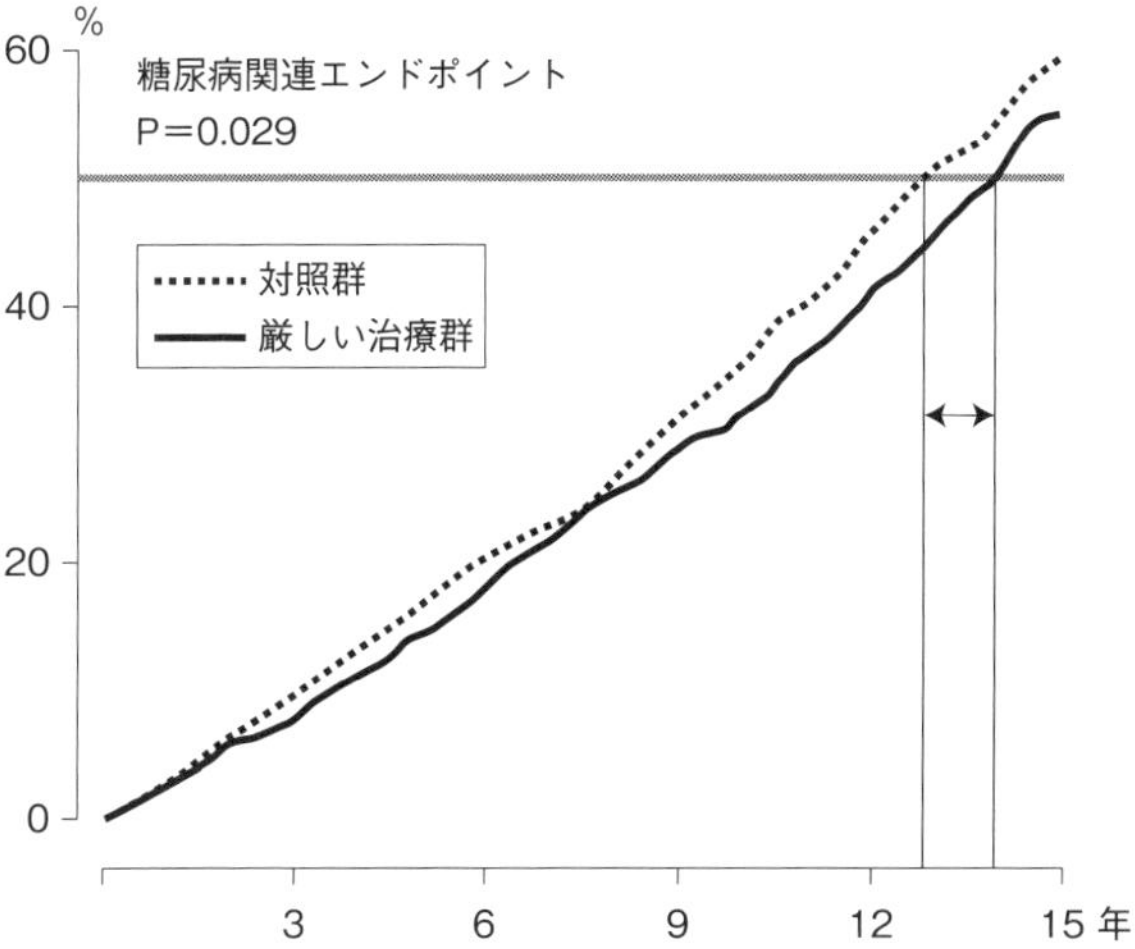

出典：*Lancet* 1998; 352: 837–53

食べすぎて、ＨｂＡ１ｃが多少上がっても、合併症の危険はほとんど変わらないことを、質の高い研究の結果が示している。しかし糖尿病に対する利害関係者が、その大して差がないデータを使って、厳しく血糖をコントロールすると、統計学的にも有意に合併症が減るんですよと大げさに言っているだけという面がある。

２　少し体に悪いことをする

糖尿病患者の中には、週一回とか月一回は外食などで食べたいものをしっかり食べることを自分に許しているという人たちがいる。そういう人たちにとって、食べたいものを食べているときは至福の時間となるだろう。食欲を抑制し、健康欲望を刺激しながらも、ある程度バランスが取れるやり方である。

健康欲がコントロールできていない糖尿病患者に、これを当てはめてみる。つまり、週に一回はうんと体に悪いことをやってみるという方法である。たとえば、甘いものや肉や脂っこいものなど、普段は我慢しているものを思いっきり食べる、など。そのときは、とりあえず欲望が満たされたという実感を得ることができるだろう。食欲が少し満たされたほうが、長期の安定した抑制につながるかもしれない。

永遠に満たされない健康欲に対して、手軽に満たされる食欲を実感しよう。欲望が満たされたら、また食欲のコントロールも少し頑張ればいい。そして健康欲をコントロールしたほうがいい。

どんなに頑張っても、一五年経てば半分の人に合併症が起きてしまうのである。

上手に健康欲をコントロールする

糖尿病を例に進めてきたが、もう少し一般的な健康欲の上手なコントロール法について、最後にまとめておこう。

健康欲は偏った情報によって過度に刺激されている。健康欲の刺激がそれに見合う効果をもたらす時代は終わりつつある。質の高い研究結果を多面的に見れば、高血圧をコントロールすると脳卒中はある程度コントロールできるが、絶対に脳卒中にならないという、健康欲を満たすほどの効果がないことは明らかである。糖尿病も同様である。

健康欲は常に過剰に刺激されていることを自覚すべきだし、医療の効果の多くは過大評価されていることを考慮に入れておいたほうがいい。

そして、本書の冒頭でも示したように、健康欲も食欲も等価だと思うことである。健康欲の刺激が過剰なのに対し、食欲の刺激と抑制はある意味バランスが取れている。食欲がどれほど抑制されているかを健康欲に重ねて考えてみるといい。健康欲を食欲と同じくらい抑制したらどうなるか、というふうにである。

健康欲と食欲が本当に等価かどうかなんて実はわからない。従来の価値観に反することが多く、等価とは考えられないかもしれないが、そこをあえてやってみるのである。わからなくても、ひとまず等価として扱ってみると、これまで見えなかったいろいろなものが見えてくる。世の中は食欲に厳しく、健康欲にやさしい。食欲を抑制させるような情報はたくさんあるが、健康欲を抑制させるようなものはほとんどない。そもそもが不均衡であるという事実は、ひとまず両者を等価と思わなければ、なかなか見えてこない。

そこが見えてくれば、食欲はもう少し解放してやってもいいし、健康欲はもう少し抑制したほうがいいと、大部分の人には思えるのではないだろうか。

四分割表によるまとめ

ここまでの検討を、四分割表で整理しておこう（表9－2－1）。

世に流れる医療に関する情報は、「塩分を減らして脳卒中を予防しよう」という、bのものが多い。食欲を刺激する情報さえも、ほとんどが同時に健康欲も刺激するaである。たとえば「糖質ゼロのビール」のコマーシャルのようなものだ。食欲を刺激し健康欲を抑制するc、あるいは両者を抑制するdの情報はほとんどない。

しかしこのc、dも、現実の「生き方」としてあるだろう。ここでは、刺激／抑制というより、満たされる／満たされないという枠組みで考えたほうがいいかもしれない（表9－2－2）。cは「人間いずれは死んでしまうんだから、食べたいものを食べたいだけ食べよう」という生き方である。

ｄは食べたいものを我慢して健康になりたいという欲望も満たされないという生き方であるが、それを望む人はさすがにいないのではないだろうか。しかし望んでいないにもかかわらず、現実にはこういう生き方になってしまう人がたくさんいる。塩分を制限し、降圧薬をきちんと飲み、それにもかかわらず脳卒中で死んでしまう。そしてその割合は、第四章で示したごとく、塩分を制限せず、降圧薬を飲まないで脳卒中になる人とそれほどは変わらないのである。

ｄは最悪である。そんな人はいないかのように情報は流されず、したがって多くの人の関心には上らないが、四分割表を使うことでその存在が明らかになる。いくら食欲をコントロールしても結果的に健康を得られないとすれば、ｃのように食欲だけはもっと満たしておけばよかったというのが正直な反応だろう。

このｃこそ、先の処方箋として示した、食欲を解放し死んでもいい、あるいは多少寿命が縮んでもかまわないので、健康欲、生存欲をコントロールしようという考え方だ。ｃを目指すのがかなり合理的であることは、糖尿病の例で示したように

表９－２－１　食欲と健康欲の関係

		健康欲	
		刺激	抑制
食欲	刺激	a	c
	抑制	b	d

表９－２－２　食欲と健康欲の関係

		健康欲	
		満たされる	満たされない
食欲	満たされる	a	c
	満たされない	b	d

多くの科学的な根拠が示すところでもある。

絶望、欲望、希望のサイクル

欲望の問題を、さらに時間軸を入れてもう一度概観してみたい。

太古、人は食欲も健康欲も十分には満たされないが、たまには満たされることがあった。生まれて間もなく死んでしまう人が多数を占め、生存欲があるにもかかわらず、死ぬことを受け入れていた。その時代は、食欲もまたコントロールの対象だった。食べ物が足りないため、食欲をコントロールしなければならなかったのだ。食欲は常に満たされず、大部分の人は早く死んでしまう。食べたい、生きたいという欲望が満たされない絶望の時代である。

やがて農耕が始まり食欲は満たされるようになっていく。しかし医療はまだ呪術の段階で、「生きたい」という欲望がかなえられるのはまだごく少数に過ぎない。食欲を満たす希望の時代であるが、生存欲についてはまだ絶望が続く。

そして、医学の発展により、生存欲も満たされる時代が来る。ところが食欲については、その後希望の時代が過ぎ、供給過剰になって、むしろコントロールする必要が出てきた。

これはどういうことか。絶望から抜け出るための工夫が、欲望を満たす。欲望が満たせるかもしれないという希望が、それを推進する。そしてそれが満たされても欲望はついつい行き過ぎる。その結果、行き過ぎないようにコントロールしなければならなくなる。これは欲望の典型的なサイクルだろう。食欲はまさにこのようなコースを経て今に至る。

それでは、健康欲はどうか。健康欲も同じである。ただ健康欲はまだ希望の局面にある。そうだとすれば、サイクルに沿って、当然この先は、行き過ぎた健康欲をコントロールしなければいけない局面が訪れる。

現代とはそういう時期なのではないか。時間軸で見てみても、健康欲はコントロールされる時期に来ているように思われる。

四分割表における絶望、欲望、希望

では、この欲望サイクルを、生存欲を例に四分割表で検討してみよう（表9－3）。

表9－3　医療と生存（死亡）の関係

		死亡	
		+	−
医療	+	a	c
	−	b	d

医療が呪術であったような時代において、このサイクルはbの絶望から始まる。死を受容しながらcを欲望し、医療の進歩がそれを希望に変える。それが今じゃどうだ。死なない医療の限界と限りない健康欲望は何をもたらしたか。最初からcを望み、cが当然となり、aは医療訴訟となることもある悲惨な状況かもしれない。医療を受けないb、dはほとんど選択肢自体がない。何らかの事情で医療が受けられないb、dは絶望につながる。

そしてそこから今度はどこへ向かうのか。死ぬのが前提の医療であるa、あるいは健康欲望をコントロールし、なるべく医療の世話にならないb、dをあえて選択する道もあることを明確にする。そういうことである。bは太古には当たり前のことであった。dの人は長老となり、地域社会を支えただろう。しかし今さら太古の時代に戻るわけにはいかない。b、dは現代では未だ絶望であり選択肢の外にある。

そこでどうするか。二つ目の処方箋の登場である。

賭けとしての医療——文脈から離れて医療の役割を考える

健康欲をコントロールし、医療を受けない選択肢を現実的なものにすることが、問題解決の処方箋になりそうだ。それが前項からの見通しである。そしてその先にある二つ目の処方箋は、「賭けとしての医療」である。

医療が賭けであるためには、どれが当たりかはあらかじめわからないということと、どの選択肢にも賭けることができるというのが大前提である。「死なないための医療」は、こうすれば治る、こうすれば助かると、行うべき医療を明確に提示して、選択肢を狭めることで大きな成功を収めた。そしてその成功が行き詰まったところに、現状がある。有効な医療がある場合に医療を受けない選択肢はないという状況を作り出した。

再び医療を受けないという選択肢を明確にするために、医療を受けた場合とそれによって得られる結果を四分割表にすると、以下の四つのパターンに整理できる。

医療を受けてうまくいく：a
医療を受けずうまくいく：b
医療を受けてうまくいかない：c
医療を受けずうまくいかない：d

四分割表で書けば表9－4のようになる。

表9－4　医療と結果の関係

		結果	
		＋	－
医療	＋	a	c
	－	b	d

読者の皆さんはこの四択でどれを選ぶだろうか。本書を読んで意見が変わっている人もいるかもしれない。それなら、本書を読む前ではどれを選んでいただろうか。多くはaではないだろうか。

しかしここで改めて考えてもらいたい。cの医療を受けてうまくいかないというのは最悪である。逆に、bの医療を受けずうまくいくというのが最善である。そしてdの医療を受けずうまくいかないというのはそれなりにあきらめがつく場合もある。

最善はb、最悪はc、最善の可能性を残し、最悪を避けるためには、医療を受けないというのが一番合理的な選択になる。これはb、cがゼロである場合は除くとして、a、b、c、dにどんな数字が入ろうとも通用する考え方である。現実にb、cがゼロということはない。つまりどんな文脈においても通用する考え方である。

合理的に考えたとき、医療を受けないほうがいいというのが結論であるにもかかわらず、多くの人は医療を受けてしまう。合理的でないのに、なぜそういう判断をしてしまうのか。

前項の四分割表では、医療がない世界を考えると太古にまで戻ってしまう。現代では医療を受けないことは選択肢に入れること自体難しい。しかし、様々な文脈を捨てて、四分割表の世界だけに限定して考えれば、dを狙うのはきわめて合理的であることがわかる。

どんな人も何かの文脈の上で生きている。「死なないための医療」はその文脈のうち最大のものだろう。「死なないための医療」は、とにかく医療を受ける方向へと圧力をかける。世の主流である文脈に乗ると、なにがなんでも医療を受ける選択肢しかなくなってしまう。そういう中で、文脈にとらわれず、医療を受けたほうがいいに決まっているという世の中の圧力に抗しながら、医療を受けないことを選択肢に入れるにはどうしたらいいのか。選択肢に入れた上で、それを選ぶことが可能な状況を作るためにはどうしたらいいのか。この問題について考えるのが、次なる処方箋への道である。

医療が賭けでは困る？

医療を受けないという選択肢を選ぶことは合理的であるのに、現実にはそもそもそれが選択肢として存在しないし、あるいは選択肢としてあったとしてもそれを選ぶ人が少ない。多くの人が医療を受けて幸せを目指すことになる。医療を受けて幸せになれないという最悪の結果を招く可能性があるにもかかわらず、である。

この不合理とも言える選択に偏るのは、医学が実際にかなり役に立つからである。健康の実現に貢献したからである。日本においては世界一の長寿を達成したからである。しかし、そうした医療の力に引っ張られた挙句、健康欲や生存欲が刺激され続け、どこまで行っても満足が得られない。満足が得られないにもかかわらず、医療を受けるという選択肢しか採ることができない。医療によって多くの人が救われる反面、多くの人が医療に過度な期待をするようになったのが現在である。

そこを乗り越えるために、様々な医療に関する情報や、過度に医療に期待した考え方から自由になることが必要である。文脈から自由になるということである。そうすれば、合理的に医療を受けない選択肢を真っ先に選ぶことができるかもしれない。

しかし、最悪を避けるという合理的な選択をしても、その結果が満足のいくものでなかった場合、医療を受けていればもっとよい結果になっていたかもしれないという後悔にさらされることが少なくない。文脈から自由になった結果、最悪が避けられるだけというのでは、医療を受けないという選択肢を現実のものとして考えるのはやはり難しい。

そこで私は、文脈から自由になり、合理的に判断するだけでなく、判断そのものを捨てて、

「賭けとしての医療」の可能性を考えたい。賭けというと、それだけで抵抗があるかもしれない。医療は正解の選択肢を提示してくれるはずだし、情報が適切に提供されれば、患者側も正解の選択肢にたどり着けるという期待があるだろう。そういう確実に勝つ医療を期待したいという気持ちはわかる。しかしそれは実現不能な期待なのだ。そんな無理なことを医療に期待してはいけないのである。

医療が進歩しても、その治療効果は確率的に示されるに過ぎない。糖尿病合併症はHbA1cを一パーセント下げても、年率四・六パーセントの発生率が四・一パーセントに減るに過ぎないのである。そして、その確率も利害関係者の都合のいいようにゆがめられ、治療効果を大きく見せるような指標で情報が流されるのである。そうであれば、いっそ正しい判断があるという妄想を捨て、これは賭けなのだと割り切ったほうが、より良い選択になるような気がするのである。

確率に頼った賭けの限界

一般的に賭けには、様々なデータやどういう文脈が重要なのかという情報が必要だし、普通は最悪を避けるというより、確率が高いほうに賭けるのが合理的である。

確率的により健康になれるほうに賭ける、より長生きできるほうに賭けるというやり方は、常に健康欲、生存欲を刺激し続ける。それはかなえられない欲望で、どこかで必ず限界に来る。だから、ある時点からは死ぬことを前提とした医療が重要になる。

そして、そのある時点を同定することはできない以上、ここにもやはり境目の問題が存在する。結局は同じ問題に行き着く。確率が高いほうにかけ続けるわけにはいかないが、どこでその戦略を変更するか、明確なポイントはない。年を取るにつれて徐々に戦略を変えていくしかない。どこかで健康欲のコントロールに軸足を移し、生存欲を断念しなければならない。断念というと、ちょっと違うかもしれない。確率が低くても、大穴狙いで、食べたいように食べ、飲みたいように飲み、それでなお幸せを得られる選択肢は、年齢を経るにしたがって選びやすくなっている。小さな子供を抱えた四〇代というと、まず安全第一で確率が高いほう、つまり「死なないための医療」を選ぶほかない。それに対して、高齢者では確率にとらわれない自由な選択の可能性が広がっている面もある。子供が自立し、自分の仕事も一区切りすれば、死ぬことを前提とした医療への転換は案外容易かもしれない。

確率に関係なく賭ける

高齢になれば確率から自由になれるという面はあるが、医療が賭けだとすると、年齢に関係なくただ確率が高いほうばかりにかけていては面白くない。糖尿病の厳しい治療と普通の治療を比べた研究結果で見たように、合併症を免れる確率が高いといっても、見方によってはほとんど変わらないような場合も多い。「死なないための医療」もまた実は曖昧で、死なないと言っていいのか死んでしまうと言うしかないのか、その境目は実は曖昧である。

仮に合併症を免れる確率が数十パーセントも違うとしても、一番人気ばかりに賭ける競馬と同様、確率が高いほうばかりに賭けるのは、やはり賭けの面白みをほとんど失っている。たまには低いほうにかけて勝つというようなこともなければ面白くない。面白くないとは、言い方を変えれば、それは生きがいがないということでもある。高い確率にかけ続けるようなやり方は、生きがいを失いやすいのである。

生きがいを得ようと思えば、確率に関係なく、ただ賭けるというような態度が重要である。そういう態度は、結果がうまくいかなくても案外あきらめがつくかもしれない。さんざんデータを調べ上げて、確率を割り出し、より確率が高いほうにかけて失敗するというのは、それはそれでダメージが大きく、生きがいが少ない人生ではないだろうか。

人生が賭けであるように

人生には様々な岐路がある。その岐路においてどちらが正解ということはない。どちらを選ぶかはやはり賭けである。人生そのものが賭けである以上、医療も賭けの側面から自由になれない。むしろ積極的に、人生が賭けであるように、医療も賭けなのだと言ってしまえばいいのではないだろうか。そして賭けであるとするなら、データに基づくよりも、文脈に乗るよりも、ただ賭ければいいという考え方もあるのではないだろうか。

データや文脈を捨てて、医療を受けないことも選択肢に入れて、ただ賭ける。これが二つ目の処方箋である。医療は賭けである。医療を受けるかどうかは賭けであるし、どの医療を受けるかも賭けなのである。そして、すでにある程度の健康を達成し、長生きした人にとっては、あらゆる文脈から自由になって、医療を受けないという選択肢に賭けることも、案外合理的である。そして、日本人の高齢者の大部分は、すでに文脈から自由になって、医療を受けないという選択肢を選べる状況にあるのではないだろうか。

文脈を捨てて、医療を受けないということも選択肢に入れた上で賭ける。これが上手に賭けるコツである。そうは言ってもなかなか難しい。結局文脈を捨てることはほとんど困難だし、医療を受けないという選択には大きな勇気がいる。

医療と人生を同じと考え、人生が賭けであるように、医療も賭けだとしようというのがその突破口だと書いた。つまり上手に生きることが上手に賭けることにつながっているはずである。しかし、上手に生きるなんて、上手に賭けるより大きな問題だし、より困難な問題かもしれない。それでもそこから考えてみる。

上手に生きるためには、すべてを受け入れることが重要だ。そういう考えがどこから出てきたのか。生きているうちは予期せぬことの連続で、多分それは死ぬまで続くだろう。予期せぬことの一部として、病気があり、死がある。上手に生きるためには、予期せぬことをひとまずは受け入れなくてはいけない。予期せぬことから逃げるにしても、戦うにしても、まずは受け入れないと始まらない。受け入れたところからすべて始まる。そしてその結果がどうであっても、結果を受け入れる準備をすることだ。

ある患者

「賭けとしての医療」の問題を考えるときに、たとえばこんな患者を思い出す。

進行性の神経難病。神経麻痺のために呼吸困難が進行していく。気管切開を行って人工呼吸器をつなげれば生き続けることができる。家族はそれを勧める。医者もそれを勧める。しかし本人が選んだのは、気管切開はしないという選択だった。

数カ月の経過で、呼吸困難は徐々に進行する。いよいよ呼吸が苦しくなってきたところで、家族が再度気管切開を勧める。しかし、本人の決意は変わらない。

半日後、この患者は自宅で家族に囲まれて亡くなった。

この患者は、医療を受けないことに賭けた。ここで重要なのは、受けないことに賭けたということだけではない。医療を受けるという選択肢もあったということである。ここでも気管切開を受けるという選択肢があってこそ、受けないという選択をすることができる。逆に気管切開を受けるという選択をした人も、気管切開を受けないという選択肢が示された上での選択だったかどうかが重要なのである。気管切開して生き続けるのも、それを拒否して死ぬのも、どちらの生き方も許容された上での選択ということである。どちらも価値ある生き方であり、どちらを選択することも可能だった。

こういうケースで起きやすいのは、頭もはっきりしているし、気管切開すればこれまで通りの生活ができるのだから、気管切開をしないなんてありえない、気管切開しか選択肢がないという状況だ。それは、生き続けることにしか価値を認めず、選択の自由がないという点で大きな問題がある。

つまりこれは、全く逆の気管切開の選択肢がないという状況と、形式上は全く同じなのである。気管切開して人工呼吸の力で生きるという価値を認めないし、そういう選択の自由がない。その条件付きでしか生きる価値を認めない、条件付きでしか選択を認めないという点で、この二つは共通している。

後者の問題点を指摘することは簡単だが、前者の患者の選択について問題点を指摘するのは案外難しい。実際、臨床の現場でそのような例は珍しくない。医療を受けない選択肢がない場合、それが問題視されない構造があり、逆に医療を受けるという選択肢がない場合には、大問題だとされる構造がある。これは、医療が有効だという一方向に医療情報がゆがめられることや、生存欲の刺激が一方向性になることにも対応している。

私が重要だと思うのは、生きる価値の無条件な肯定と無条件な選択ということである。もう少し具体的に言うならば、生き続けるという選択肢だけではなく、生を終わらせるという選択肢もあるということである。そのどちらにも価値があることを確認することである。どちらを選んでもよいという状況があることである。

上手に賭けるための二つの条件

上手に賭けるためには、二つの条件がある。この二つの条件とは、先のような患者と何度も向き合う中で学んだことである。ひとつは生の価値の無条件な肯定、もうひとつは、無条件な選択である。

上手に賭けられない理由は、健康欲がコントロールできず、生存欲を捨てられず、正解の選択肢があると勘違いすることが最も大きい。そしてその背景に、とにかく健康欲を刺激し、医療を受けるように圧力をかける多くの情報がある。いつもそういう一方向性の条件が付きまとっていて、上手に賭けることを不能にしているのである。

健康欲がコントロールできないのは、健康に価値を置きすぎるからである。健康を失ってしまったら生きる価値はないというのが、その最も極端な形である。また、生存欲が捨てられないのは、長生きするのに価値を置きすぎるからである。何を選ぶかに際して、賭けではなく正解があると勘違いするのは、価値観に背くような生き方を受け入れることができず、価値に合う生き方だけを正解としているからだという面がある。どちらか一方に価値があるということはない。全部に価値があるとすれば、この問題は避けられるはずだ。

健康でも健康でなくてもいいのである。人間は健康を失うようにできている。短命でも長寿でもいいのである。人は死ぬようにできている。人生に正解がないように、医療にも正解はない。人生も、医療も、どんな選択肢でも選ぶことができる。あらゆる生には価値があり、あらゆる選択が許容されるのである。

医療の進歩は、健康のほうがいい、長寿のほうがいい、こういう医療がいい、という方向につながった。しかし、それは選択肢のない一元論である。一方向に偏った極論でもある。その次に必要なのは健康でなくてもいい、短命でもいい、医療に正解なんかなくてもいいという極端なカウンターパートである。無条件にそのような両極端を設定することが重要である。ここに文脈は必要ない。

そういうカウンターパートが登場して、初めて思考が可能になる。思考のスタートは、両極端が押さえられたうえで、どちらでもいいという地点にある。そして、大事なのはスタートであって、ゴールではない。スタートが確保されていれば、あとは賭けなのだから。結果はどうなるかはわからない。確実に勝てる賭けなど賭けではない。どうなるかわからないし、どうなってもその結果を受け入れるというのが賭けである。

先の患者のように、どちらでもよい、どちらも認めるという条件さえあれば、あとはどういう結果になるとしても、その結果を受け入れることは可能である。さらに、それをよく生きるための賭けと考えるならば、良い状況で賭けができたと納得することができるのではないだろうか。

出生前診断と賭けとしての医療

無条件の生の価値の肯定、無条件な選択ということに関して、出生前診断を例にもう少し書いておきたい。

血液検査で可能な簡便な出生前診断が登場した背景は明らかである。出生前に子供の異常が危険なく簡単にわかれば堕胎したいというニーズがあり、それを可能にした医学の進歩があるということである。これは健康が第一で、健康第一を実現する「死なない医療」の延長上にある。また健康でない子供を受け入れられないという、健康欲が行き過ぎた結果でもある。もちろんそれを受け入れることが決して容易ではないという社会的状況も重要な背景だろう。これはまた、「死なないための医療」と言いつつ、検査の結果によっては堕胎するという大きな矛盾を孕んでいる。

健康欲や生存欲の背景には、健康でかつ長生きを尊ぶ風潮がある。裏を返せば、不健康を排除し、健康でない生存は避けたいということである。「健康寿命」という概念はその現れで、寝たきりで長生きしても仕方がないという考え方がある。出生前診断にもこれが当てはまる。健康で長生きしてくれる子供でなければ困るということである。これはスタートの時点で、健康でも長寿でも幸福になれない日本の現状とシンクロする。健康でないとダメという条件を付けられて育つ子供は、この点において幸福からは遠ざかっていくのではないだろうか。

出産には、常に賭けの側面が存在する。どんな子供が生まれるかはわからない。男か女か、健康かどうか、何か先天的な異常があるかどうか、何もわからない中で、産むことに賭ける。それがかつての出産であった。医療の進歩によって、男女の別は容易にわかるようになり、病気を持って生まれてきても多くは治療ができるようになり、先天異常もあらかじめ診断ができるようになった。次は先天異常の遺伝子治療という方向に行くのだろうか。

そういう流れの中では、出産が賭けであることを忘れていないだろうか。しかし、出産の賭けという側面を、すべてなくすことはできない。そこに矛盾が生じる。

さらに出生前診断の背景には別の矛盾もある。たとえばダウン症の場合、身体的な異常はかなり治療できるようになり、仕事をもって生活していたり、芸術などの面で大きな業績を上げたりする人もいて、かつてより生きやすい世の中になっている。ところが出生前診断でダウン症であることがわかると、堕胎してしまうという人たちもいる。こうしたねじれは、本書で取り扱っている問題そのものともいえる。

積極的にダウン症の子供を産みたいと思って生んだ人はおそらくいないであろう。ダウン症の子供でも大丈夫と思って出産した人や、予期せぬことだったがそれを受け入れて生きている人たちだろう。その決断には大きな困難を伴い、決して容易なことではない。でもそこにはすべての選択肢を受け入れる準備がある。それを受け入れて生きることに賭けるという意志がある。

それに対し、出生前診断を利用する人には、そもそも選択肢がない。健康な子供以外は無理だと、選択の幅を狭めてしまっている。医療は選択の幅を広げるだけでなく、狭める面もあるのだ。特に健康欲を刺激し続けると、結果として、多くの場合選択肢を狭めてしまうことになる。降圧薬を飲まなければダメだ、検診を受けなきゃダメだ、健康でなくてはダメだ、長生きでなくてはダメだ、というように。

出生前診断に対する私の立場ははっきりしている。まず出生前診断をしないという選択肢をもつこと。さらに、健康が第一という価値観を捨てること。生まれてくる子供も病気になり、いつか死んでいく存在であることを受け入れることである。どんな子供も生まれてよいし、生きる価値があるし、そういう子供を生む選択肢をなくしてはいけない。どんな結果かはわからない。結果にかかわらず、産むことに賭けてみるという立場のほうが幸せにつながる。つまり私の立場は、出生前診断は不要、である。

出生前診断を利用することは、賭けとしての医療を無効にしてしまう。賭けとしての医療のポイントは文脈を捨てることだし、医療を受けないことも選択肢に入れることである。人生が賭けであるように、医療も賭けである。そして、出産も賭けなのである。選択肢は多いほうがいい。そして選択には条件がないほうがいい。出生前診断も、同じことが言えるのではないだろうか。

譲ること

欲望のコントロール、賭けとしての医療に続く三つ目の処方箋は、「譲ること」である。誰かに何かを譲ることで多くの問題が解決する。誰に何を譲るか、そして、上手に譲るためにはどうしたらいいか。流れはここまでと同じである。

本項のコンセプトをひと言で述べるなら、高齢者に席を譲る時代は終わった、高齢者が若者に席を譲る時代ではないか、ということである。もちろん電車の座席は若者が高齢者に譲ればいいと思う。しかし、医療に関してはそれではいけない。医療においては、高齢者が若者に譲る時代が来ているのではないか。

多くの高齢者が不快になることを覚悟で、ここでは高齢者が何をどう譲れば、問題が解決するのか、検討してみたいと思う。

孫からの手紙

譲ることの重要さを実感するきっかけとなった事件についてまず紹介しよう。定期的に訪問診療をしている高齢の患者さんに、孫からもらった手紙を見せてもらったことがある。「いつまでも長生きしてください」という内容の手紙である。折り紙かなにかに書かれてあり、畳まれてあったのを、伸ばしながら見せてくれた。それを見せながら患者さんが言う。

「あんまり長生きしても困るんだけどねえ。ばあちゃんが孫より長生きしたらどうするんだろうねえ」

それがきっかけとなり、いろいろ考えさせられた。

以下は手紙を読んだ祖母と孫のその後の会話である。ただし、私の創作である。


「ばあちゃんの一番悲しいことは何か知ってる?」

「うーん、わかんない」

「ばあちゃんが長生きして、ばあちゃん以外がみんな死んでしまうことだよ」

「ぼくも?」

「そう、あなたも」

「ぼく、死んじゃうの?」

「そう、あなたもいつか死んじゃうんだよ。死ぬのは怖い?」

「わかんない。ばあちゃんは?」

「ばあちゃんが怖いのは生き残ることだよ。死ぬのなんか全然怖くない。いつまでも長生きなんかできないんだよ。順番を守って死んでいくことが大事なんだ。おばあちゃんが死に、お父ちゃんやお母ちゃんが死に、そしてあんたが死ぬ。そういう順番であれば、何も怖いことはないんだよ」

姥捨て山と譲ること

ここで書きたいのはこんなことである。祖母が孫に何かを譲ることで、多くの問題の解決につながる。そう書くと、姥捨て山のようなものを想像するかもしれない。その通りである。姥捨て山は、その最も極端な形である。今では多くの人が、姥捨て山のような風習はありえないと思うかもしれないが、姥捨て山も譲る方法のひとつとしてかつては存在した。そこには、健康欲、生存欲のコントロールという考え方が明確にある。コントロールというより、端から受け入れるしかないものとしてある、と言ったほうがいいかもしれない。あるいはすべての欲望をコントロールしなければいけないということだろうか。

時代の状況は全く違う。今では、すべての欲望は外からも内からも刺激される。健康を害するものは同時に抑制もかかる。姥捨て山の時代は、内側の欲望に対して、主に外から抑制がかかった。内からの欲望と外からの抑制。これはある意味バランスが取れた構造である。現代は、健康欲は内からも外からも刺激されるばかりである。抑制は内側からするほかない。それに対して、健康食欲のような欲望に対しては、健康欲の刺激と対になって、外から抑制がかかる仕組みができている。

姥捨て山は確かに異常な世界かもしれないが、健康欲を刺激するばかりの現代は、輪をかけて異常な世界である。姥捨て山は、内には生きたいという欲望があるのに、世間からもうこれ以上生きてはいけないとされ、そこで折り合いをつけて山へ行く。それに対して現代は、外からは健康欲を刺激され、内からも生きたいと思うばかりで折り合いがつかず、山へ行くどころか病院へ行く。せめて、内側からは健康欲望を抑制して、山へ行く、というのもひとつの選択肢なのではないだろうか。

ただ「山へ行く」では多くの人が受け入れられないだろう。そこで「譲る」というわけである。「山へ行く」ことと「譲る」ことはどういう関係にあるのか。

小説『楢山節考』

姥捨て山を題材とした深沢七郎の『楢山節考《ならやまぶしこう》』という小説がある。ある貧しい農村には、七〇歳になると「楢山まいり」といって、山に入る風習がある。主人公のおりんは、まもなくその歳を迎えようとしていたが、歯が全部そろっていることを恥じて、河原の石をぶつけて歯を欠けさせる。ここでは、健康欲が恥ずべきものとして取り上げられているのだ。こういう乱暴な行動を美しいと呼ぶことは難しいかもしれないが、私は、その通りだ、と思うところがある。

ここでは食欲も描かれている。新しく来た息子の嫁に、祭りのご馳走を食べさせる場面がある。健康欲は常に抑制されていて、食欲を満たすことができるのは祭りのときくらい、という時代である。嫁は祭りのご馳走があるタイミングで、隣村から何も食べずにやって来た。おりんは嫁に快くご馳走を食べさせる。そこでおりんは嫁に欠けた歯を見せる。この後おりんは、息子に負われて山へ行くのである。

現代に照らし合わせたときに、「山へ行く」というのはどういうことなのか、深く考える必要がある。現代は、山へ行く必要はない。食べ物は十分ある。新しい嫁が来たからといって、ご馳走を譲る必要はない。しかし、必要がないということは、譲っていけないということではない。ご馳走を譲らなくても、譲るものはほかにもいろいろある。今の時代は、そこに選択の余地が生まれている。選択の余地があることは、山へ行くしかなかったおりんより、かなり恵まれている。現代は、老齢になったからといって、山へ行く必要はない。それとは別の方法で「山へ行く」ようなことを考えればいい。それを「譲る」と呼ぼうというのである。

順番を守る

「譲ること」を実現するためのポイントは、順番を守ることだけである。基本的に、先に生まれたものが、後から生まれてきたものに「譲る」という構造である。だからここではどうしても対象が高齢者になってしまう。

ここでは順番という文脈だけを残して、他のすべての文脈は捨て去らなければいけない。元気な高齢者も、寝たきりの高齢者も、「譲る」ということに関して、何の差別もない。そうでなければ、この譲る行為自体が、また健康欲、生存欲に絡め取られていく。

順番以外は考えない。どんな条件が揃えば譲れるか、といったことは考えるべきではない。無条件な生の価値、無条件な選択は、ここでも重要である。自分が生きる価値がないから譲るとか、価値のある人になら譲れるなど、一切の条件を考えてはいけない。

代われるものなら代わってやりたい

小さな子供が病気になったり死んだりしたときに、しばしば「代われるものなら代わってやりたかった」と言う。すでに病気になってしまったり、死んでしまったりでは代わってやることはできないが、案外代わってあげられることはたくさんある。これは「譲る」ことそのものにつながっている。

現在高齢者には、無料あるいは数百円の自己負担で健診が行われる。それに対して、子供の予防接種は自費も多い。自費であれば多くの場合、数千円かかる。ワクチンによっては数万円というものもある。無料でないために接種を控える人も多い。

そこで「譲ること」に関するひとつの提案である。健康欲を刺激するばかりの高齢者健診の無料化をやめ、子供の予防接種を無料にするというのはどうだろうか。高齢者の健診にどういう効果があるのか、ほとんど検討さえされていない。高齢者以外では、一般的な住民健診は死亡や心筋梗塞、脳卒中などに効果はないという研究がある（*Cochrane Database Syst Rev.* 2012 Oct 17; 10: CD009009）。それに対して、子供に対するワクチンの効果は第四章で示したとおり、多くのもので明確になっている。日本では無料化されていないおたふくかぜ、B型肝炎、ロタウイルスのいずれについても効果は明らかである。

この提案に反対する高齢者がいるかもしれない。しかし、反対するよりも、この提案を受け入れたほうが、子供とその母親が喜ぶだけでなく、多くの高齢者自身も結果的に幸せになれるのではないか。

介護の現場で

介護をする側とされる側における、「譲ること」について考えてみたい。

水村美苗の小説に、母親の介護をテーマに書かれた『母の遺産』(中央公論新社、二〇一二)がある。読売新聞に連載されたものだが、連載終了後、二〇一二年一二月九日の同紙に、作者のインタビュー記事が載っている。


「母ほどではなくても『自分らしさ』を強く求める高齢者はこれから増えていくのでは。その分、子どもは大変かもしれませんね」(東京都内で)

小説家の水村美苗さんは、2008年7月、87歳の母・節子さんを病院で看取《みと》りました。「わがままな母から解放されたい」「かわいそうな母を助けてあげたい」。相反する思いの中で過ごした介護生活だったといいます。

また、こんなひと言がある。

「『親に死んでほしい』という感情は、その人自身を苦しませるかもしれない。でも私は、そんな風に思っても構わないのですよ、と伝えたい。」

当事者のみが語れる考え方かもしれない。「助けてあげたい」という気持ちとセットで考える必要もあるだろう。しかし、これを介護されている立場の気持ちに反転してみれば、「早く死にたい」という気持ちと「いつまでも生きていたい」という相反する気持ちが、介護者と同様にあるだろう。介護される側では、次のように言い換えることができるかもしれない。

「『早く死にたい』という感情は、その人自身を苦しませるかもしれない。でも私は、そんな風に思っても構わないのですよ、と伝えたい。」

介護するほうもされるほうも、死ぬということを思っては不安になり、苦しむ。死ぬということは特別である。多くの人はとにかく死ぬことだけは避けたいという感情に陥りやすい。水村は「死なせたい」という風に思って構わないのだと言う。その通りだと思う。

ここから先はかなり危険な議論になる。死は特別だから。しかし、ここから先の議論で死を特別視しないでほしい。

死を特別視しないで「譲る」

死に瀕して「譲ること」は想像がつかないかもしれない。ひとつ間違えば、法律に触れるようなことになる。死だけはどうしても避けることができない。逆にどうしても避けたいものでもある。そういう状況にならなければ考えたくないし、反面そういう状況になったら死ぬことについてじっくり考える暇はない。しかしここでは、そのどうしても避けたい死を特別視することなく、死と引き換えに「譲ること」を考えてみる。

普通に考えれば、死ぬことで譲る、というのはなかなかに立派な行為ではないだろうか。自分の死と引き換えにして、他の誰かが生き延びることができる。これ以上に立派な行為はないかもしれない。死は自分の終わりであるとともに、代わる誰かの始まりでもある。ここにも先ほどと同様、相反した状況が再現される。この両面性は、「譲ること」とつながっている。

死を特別視せず、健診を子供に譲って予防接種を勧めるように、死んで譲るというのが現実的なことなのかどうか。臨床の現場で起きていることをもとに考えてみたい。

在宅医療の現場では、死んで譲るという状況に頻繁に遭遇する。介護される側がいよいよご飯が食べられなくなったときに、このまま食べないと死んでしまう、と不安になる。本人だけでなく、家族もである。多くの在宅患者の最期はそういう状況になる。

そこで私は言いたいのである。

「食べないと死んでしまうというのはその通りですが、そのまま食べないで、死んでしまってもいいのですよ」

どうだろうか。受け入れるのは難しいだろうか。胃瘻《いろう》を施して、点滴をして、延命する。もちろんそういう選択肢はある。しかし、そのまま食べないのも選択肢のひとつなのである。選択肢の中で、食べないことを選択すれば、胃瘻を作る手間や時間や医療費を、別のことに使えるよう「譲ること」ができる。譲るだけでなく本人の苦痛も一番少なかったりする。実際多くの人が、胃瘻も点滴もせずに亡くなっていく。これはごく日常的なことである。ただどこで譲るのか、その境目をとらえるのがやはり難しいという現実はある。今いったん点滴して元気になれば、また元のように自分で食べられるかもしれない。そういう状態と、もう食べないまま様子を見ようという状態の境目は微妙である。しかし、一瞬取り戻すその元気も、誰かに譲っていいのではないかという考えもある。考えは定まらない。そうした考えに揺れながら、点滴や、胃瘻、栄養剤を使うことなく、できるだけ譲れるものは譲ろう。それはとても素敵な方向のように思える。実際そうして死んでいく人もさほど珍しくない。このような最期にしばしば接するのは、本書で取り扱っている問題が、現実にはいとも簡単に解決されているということである。

ここでは健康欲のコントロールというより、生存欲の終わらせ方という問題である。生存欲はコントロールすることだけでは対処できない。どこかで必ずあきらめなければならない。そこを上手にあきらめる時に、多くのことを他の人に譲れるということは、本人やその家族にとっても、とてもよいことではないだろうか。それが、死と引き換えではちょっと受け入れがたいという考えと、死と引き換えだからこそ意味があるという考え方、両面がある。その両面で考えたときに、死と引き換えだからこそ、譲ろうというのは、現実的な選択肢として十分ある。私自身はそう考えている。

上手に譲る

ここでは上手に譲るというようなまとめは必要ないかもしれない。上手にということがどうもそぐわない。

しかし、もう一度まとめておこう。高齢者が順番を守って、若い人に譲れるところを譲っていく。死ぬことを特別視せず、死ぬことで多くのものを誰かに譲ることができる。それを、むしろ前向きに考える。

多くの人は死を前にして思考が停止してしまう。しかしそれは誰にとっても必ず訪れる生の一部に過ぎない。死を自分がいなくなるだけのものととらえるのはもったいない。死と引き換えに何かをもたらすことができれば、それは人生の最後の大仕事ではないか。

医療の発展は健康を目指すこと、長生きを目指すことで達成された。不健康や短命であることへの絶望を、健康を手に入れ長生きしたいという希望につなげる。その希望を原動力に、「死なないための医療」をひたすら進歩させてきた。その結果、単なる希望に過ぎなかった健康や長生きが実現された。しかし、実現された後は、健康や長生きが欲望されるようになった。逆に健康を害し、長生きを妨げるような欲望は抑制されるようになった。そして今や状況は逆転し、健康になりたいという欲望や長生きしたいという欲望をコントロールしなければいけない時代になった。

そこでは、健康や長寿を目指しながらも健康欲を上手にコントロールし、医療の利用にあたっては上手に賭け、あるいは上手に譲っていくことが解決の処方箋になる。

言ってみれば、健康や長生きを競うサクセスゲームが、上手に健康欲をコントロールするサクセスゲーム、上手に賭けるサクセスゲーム、上手に譲るサクセスゲームへと、医療界が変わりつつある。そのように整理できる。

本章のメッセージは明確である。健康や長生きはもはや成功ではない。健康欲を上手にコントロールできることが成功であり、上手に賭けることができるのが成功であり、上手に譲ることができるのが人生の成功なのではないだろうか。

終章
どこへ向かうべきか

結論はもう出たようなものである。これからは、死ぬことを前提とした医療を基盤とし、健康欲をコントロールし、生存欲にきりをつけていくような医療が重要になってくるのである。そこに正解はなく、確率を知ったうえでどこかに賭けるしかない。さらに確率とも無関係に、無条件に賭けることができるならば、より望ましいかもしれない。あるいは、賭けるより譲るという視点が重要かもしれない。

こうした流れに沿った医療を構築していく必要がある。しかし、現実は、いまだ「死なないための医療」が王道である。既存の仕組みの中で、こうした医療を進めていくためにはどうしたらいいのか。あるいはどう医療の仕組みを変えていけばいいのか。

在宅医療、緩和医療、家庭医療、総合診療

在宅医療、緩和医療、家庭医療、総合診療など、既存の内科、外科などの診療科の区別や、心臓とか肺といった臓器ごとの区別でない、新しい臨床の枠組みができつつある。いずれの専門領域も、「死なないための医療」と、「死ぬことを前提とした医療」のはざまに身を置いている。健康欲のコントロールということ、生存欲のあきらめというのも同様に重要な問題としてある。

ただこれらの領域が、死ぬことを前提とした医療のみに関わったり、健康欲のコントロール、生存欲をあきらめさせる方向のみに走ったら、それはまた問題である。それはまた「死なないための医療」と同様、早晩行き詰まるだろう。あくまで、そのはざまに位置し続けることが重要である。

既存の内科、外科、小児科、産婦人科という枠組みにおいても、「死なないための医療」を求めながら、一部では死ぬことを前提とした医療も取り入れていくほかないだろう。新しい家庭医療などの枠組みとの違いは、軸足の違いに過ぎない。

既存の枠組みは、どちらの医療にも関わりながら死なないための医療に軸足があるし、新しい枠組みは、死ぬことを前提とした医療に軸足がある。そして、それを全部ひっくるめて考えるためには、もう一度軸足を外して、両足を同じ重みで考えてみる必要がある。

全体をとらえるためには、既存の枠組みにも、新しい枠組みにも属さない、さらに新しい視点

が必要とされている。そうした視点を持ち続けられるような中立的な立場がありうるのかどうかわからないが、私自身はそういうどこにも属さない立場から全体を見通すような立場こそ、最も求められているのではないかと考えている。

両極端に振り切れること、その間で踏ん張ること

最後にもう一度確認しておきたいことがある。私の立場は往々にして医療否定の立場だと間違われやすい。確かにそういう面があることは自覚しているつもりである。

しかし、ここまで書いてきたことは、決して医療を受けるべきではないということではない。常に医療を受けるという選択肢を持つべきである。ただこのことは、わざわざ私が言わなくても、すでに誰もが持っている。それに対して、医療を受けない選択肢を多くの人は見失っている。多くの人が見失っているほうに偏って書くために誤解される。しかし、それは私の立場そのものではなく、世の中の偏りを反映してのことである。医療を受けないことが重要だとは思わないが、それを選択肢として持つことは重要である。強調したいことはそのことである。

どちらか一方の選択肢ではダメなのである。医療を受ける／受けない。両方を視野に入れることが重要である。両極端に振り切れながら、その間で現実的な落としどころを探っていく。そういう手法が重要なのである。

コントロールしないこと

これまで散々コントロールというコトバを使ってきたが、最後に来てコントロールしないこととはどういうことか。コントロールが必要という状況は過渡的なものだということだ。コントロールは、最終的には破綻する。コントロールしなくて済むようにならなければ、本当の解決にはならない。これまで書いてきたことを最後になってまたひっくり返すようなことを申し上げているが、それはまた本書には続きがあるということでもある。

この本で取り扱えたのは、せいぜい「どうコントロールするか」という初歩的なことである。特に、個々の人々が自身の健康欲をどうコントロールするかということである。そうした個々の活動が全体へと広がっていけば、その時々の医療に合わせて、現在の健康欲の問題はいずれ個人個人の問題ではなくなっていくだろう。たとえば、死ぬ間際に点滴をするようなことは、個別に判断しなくても、近い将来、自然になくなっていくに違いない。

それでは次には何があるのか。それはまた新たな本で書かなければなるまい。なすがままにして、うまくいく、そういう解決。まるで禅問答のようだが、そうでなければ、結局は欲望に振り回されてしまう。目指すはコントロールしないこと。それについては、また次の課題としたい。

考え続けること

病気は怖くないし、死ぬのも怖くない。反面、やはり病気は怖いし、死ぬのも怖い。医療が役に立つこともあるし、立たないときもある。害を及ぼすこともある。いい加減な情報は多い。しかし、どれがいい情報でどれがダメなのかはなかなかわからない。

どうなるかは、ほとんど時の運である。そう言えば全部を説明できるかもしれない。最後まで来てみると、何を考えたかはさして重要ではない気がする。ただ、考えたこと自体には大きな価値があったように思われる。

これからもまた考え続けたい。

あとがきにかえて

最後までお付き合いありがとうございました。文脈を捨てるという本書のコンセプトに照らしてどうかという気分もありますが、最後に私自身のことについて少し書いておきたいと思います。私は都内で開業する一臨床医です。僻地医療を担う医師の育成を目的とする大学を卒業し、二年間の研修を経て、三年目から四年間、僻地の診療所で働きました。その後母校に戻り、三年間の研修を経て、再び僻地診療所に八年間勤務しました。この後わけあって僻地の現場は離れましたが、八年間は僻地医療専門医の育成に関わり、三年前に東京都内で開業して今に至ります。最終的には僻地医療を離れ、都市部での開業となりましたが、ここでも僻地医療でのいろいろの経験が仕事の基盤になっています。

僻地医療の現場で経験したことのうち、今でも何度も何度も繰り返し思い出すことがあります。もう二五年ほど前になるでしょうか。ある患者を自宅で看取ったときのことです。

パーキンソン病で長く寝たきり状態の患者の家族より、どうも様子がおかしいと連絡があり往診に行ったところ、患者は今にも呼吸が止まりそうという状態でした。そこへ、患者とほぼ同年代の一人の男性がどかどかと入ってきて、患者の足をたたきながらこう言ったのです。

「まんだ（まだ）、生きとるか。しぶといやつだな」

その時はとてもびっくりしました。どういう状況かよくわからず、「あと数時間から半日くらいだと思います」というような話をして、いったん引き揚げ、その後再度呼吸が止まったとの連絡を受けて、自宅で死亡確認をしたのだったと思います。

この後も在宅で多くの人を看取りましたが、そのたびにこの時のことがフラッシュバックします。そのときには、突然飛び込んできた男性だけでなく、ほかのいろいろなものも思い出されます。ベッドが置かれた部屋の隅で遊ぶ小さな子供、奥の台所で食事の準備をする嫁、ベッドのわきに立つ妻、そして往診に訪れた私自身。

今ではもう、この場面はびっくりするようなものではありません。何気ない日々の生活の中に患者の死があり、なにかとてもあたたかい、ほっとするような情景として思い出されます。

先の男性の発した言葉のことも少しはわかります。彼は患者の幼なじみだったのでしょう。かけられた言葉は、幼なじみへのお別れの言葉だったのだと思います。ありきたりの言葉でいえば、「今までよく頑張ったなあ。もう心配ない」というようなことでしょうか。うまく言い換えることができませんが、「死を寿《ことほ》ぐ」言葉、と言えばいいのでしょうか。死ぬことが良きこととしてあった瞬間、と言ってもいいかもしれません。

ずいぶん昔の話をしましたが、医者としての仕事はこの時と大きくは変わりません。ただ日々の生活はずいぶん変わりました。開業以前は、ほとんど家族を顧みないような生活でしたが、開業後は家族と過ごす時間がずいぶん多くなり、妻と一緒に外食することも増えました。

ある日、外食に出かける車中で、妻に言われた言葉があります。本書の校正を終え、「あとがきが書けない」なんて話をしていたときのことです。どういう会話の流れだったかは思い出せませんが、妻が次のように言ったことだけは強く印象に残っています。

「あなたが死にたいなんて言っているうちは放っておくけど、生きたいなんて言い出したら、そりゃ大変だわ」

妻はこの本の内容について直接は知らないはずです。原稿を読んでもらったりはしていません。医療に関係した仕事をしたこともありません。しかし、本書の核心について、あたかも知っているかのようです。私自身が長々と臨床経験を積み重ねる中で時間をかけて徐々に理解してきたものを、さらには本書の根底に流れるものを、あまりに短くわかりやすいフレーズで、言い当てられたような気がしました。

そういうことなのです。「死にたい」を放っておいていいかどうかはさておき、「生きたい」となると大変だというのはその通りです。健康になりたい、長生きしたい、それは大変なことなのです。実現困難なのはもちろん、実現してもなお満たされないという点でも。

日々死にたいなんて言っていて、いざ死にそうになると生きたいと言う。それが現代です。そんな現代に生きる人たちに向かって、先の男性にならって、最後に次のように問いかけてみたいと思います。

「まだ生きたいのか。そろそろ死にたいと思ったらどうだ」

この言葉が、本書を読み終えた人の怒りを呼び起こすことがないと信じて、筆を擱きたいと思います。

名郷直樹

二〇一四年六月

名郷直樹　なごう・なおき

一九六一年名古屋生まれ。自治医科大学卒業。愛知県作手村国民健康保険診療所に一二年間勤務。二〇〇三年より公益社団法人地域医療振興協会で僻地医療専門医の育成に携わる。同法人の地域医療研修センター及び東京北社会保険病院臨床研修センターのセンター長を経て、二〇一一年、東京・国分寺市に武蔵国分寺公園クリニックを開院、同院長。地域家庭診療センター長として、あらゆる健康問題に対処するプライマリ・ケアに従事。また、二〇年以上にわたりEBM（根拠に基づく医療）を実践している。専門は地域医療、臨床疫学、医学教育。著書に『EBM実践ワークブック』（南江堂）、『「人は死ぬ」　それでも医師にできること』（医学書院）、『治療をためらうあなたは案外正しい』（日経BP社）、『後悔したくなければ「医者のいいなり」はやめなさい』（日本文芸社）などがある。

筑摩選書 0097

「健康《けんこう》第一《だいいち》」は間《ま》違《ちが》っている

二〇一四年　八 月一五日　初版第一刷発行
二〇一四年一一月一五日　初版第四刷発行

著　者　名《な》郷《ごう》直《なお》樹《き》

発行者　熊沢敏之

発行所　株式会社筑摩書房
東京都台東区蔵前二-五-三　郵便番号　一一一-八七五五
振替　〇〇一六〇-八-四一二三

装幀者　神田昇和

印刷 製本　中央精版印刷株式会社

乱丁・落丁本の場合は左記宛にご送付ください。

送料小社負担でお取り替えいたします。

ご注文、お問い合わせも左記へお願いいたします。

筑摩書房サービスセンター
さいたま市北区櫛引町二-六〇四　〒三三一-八五〇七　電話　〇四八-六五一-〇〇五三

ISBN978-4-480-01605-8 C0347

筑摩選書
0019
シック・マザー
心を病んだ母親とその子どもたち
岡田尊司

子どもの心や発達の問題とみなされる事象の背後に、母親の病が隠されていた！　精神医学の立場から「機能不全に陥った母とその子」の現実を検証、克服の道を探る。

筑摩選書
0081
生きているとはどういうことか
池田清彦

生物はしたたかで、案外いい加減。物理時間に載らない「生きもののルール」とは何か。発生、進化、免疫、性、老化と死といった生命現象から、生物の本質に迫る。

筑摩選書
0085
うつ病治療の基礎知識
加藤忠史

社会生活に甚大な影響を与える精神疾患、「うつ病」。診断と治療について関係者が知っておくべき知識を網羅した本書は、現在望みうる最良のガイドである。

筑摩選書
0090
躁と鬱
森山公夫

躁うつ病と診断される人の数がここ十数年で急増した。軽症化、新型うつの登場等昨今の状況を超えて、人類の苦悩の極北的表現としてこの病の両極性を捉えなおす。

筑摩選書
0037
主体性は教えられるか
岩田健太郎

主体的でないと言われる日本人。それはなぜか。この国の学校教育が主体性を涵養するようにはできていないのではないか。医学教育をケーススタディとして考える。

筑摩選書
0092
医療につける薬
内田樹・鷲田清一に聞く
岩田健太郎

医療の進歩が生み出す様々な難問に、私たちはどう向き合えばいいのか。イワタ先生が二人の哲人を訪ね、身体との向き合い方から理想的な死まで、縦横に語り合う。